MON CAHIER PILATES

SOASICK DELANOË

ILLUSTRATIONS
INTÉRIEUR : SOPHIE RUFFIEUX
COUVERTURE : ISABELLE MAROGER

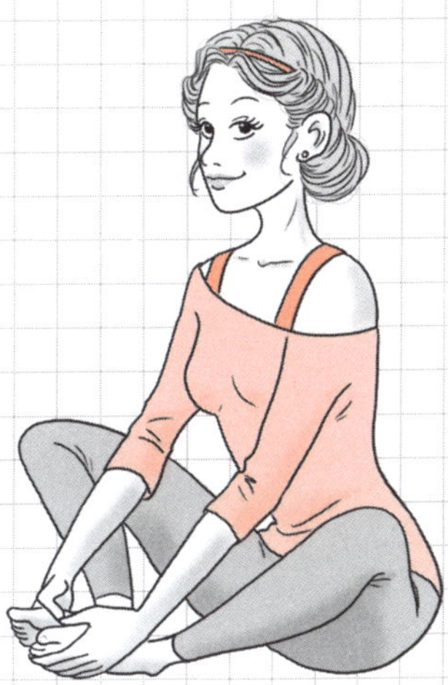

SOLAR EDITIONS

SOMMAIRE

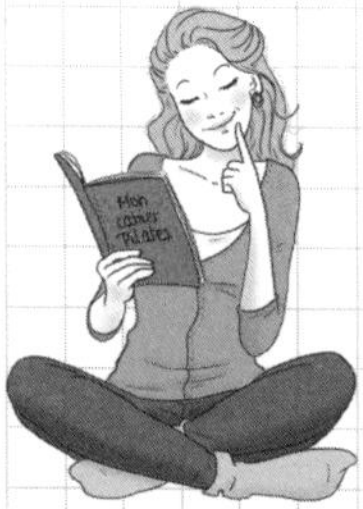

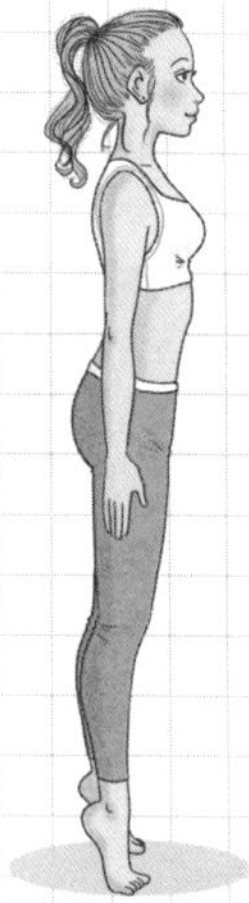

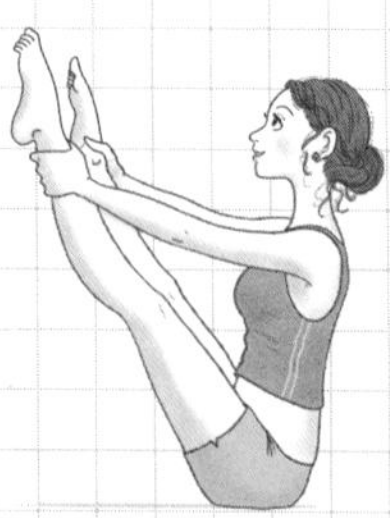

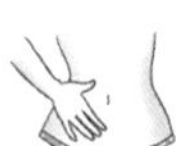

Introduction

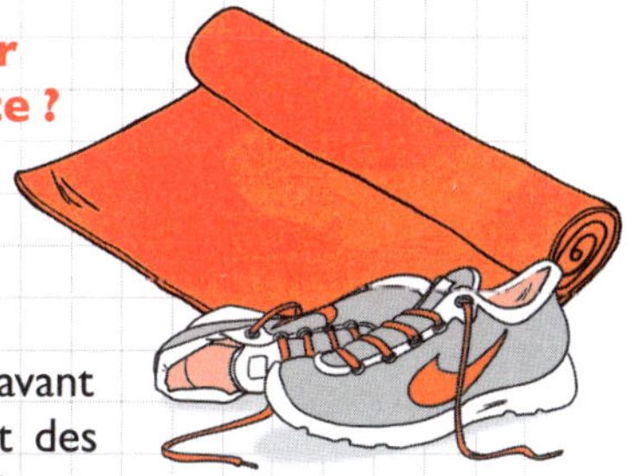

Vous voulez affiner votre silhouette et remodeler votre corps avec une activité douce mais efficace ?
Vous aimeriez dire adieu à vos petits problèmes de dos et améliorer votre posture ? Vous avez aussi besoin de vous détendre tant physiquement que mentalement ? Alors la méthode Pilates est faite pour vous !
Cette discipline a d'abord séduit les danseurs professionnels avant de se propager dans le milieu artistique auprès des actrices et des comédiennes désirant entretenir leur corps, soucieuses de leur image. Aujourd'hui, elle fait également ses preuves dans le milieu sportif et est utilisée par de nombreux kinésithérapeutes. Et ce n'est pas étonnant, puisque cette gymnastique douce, qui combine des mouvements synchronisés à la respiration, muscle et assouplit l'ensemble du corps tout en améliorant la posture ! L'accent est mis sur le renforcement en profondeur des muscles abdominaux, ce qui permet d'obtenir un ventre plat et un dos solide… Mais ce n'est pas tout ! La méthode Pilates a aussi une dimension psychologique : elle procure bien-être et force mentale tout en favorisant la relaxation et en diminuant le stress.
Le Pilates ne nécessite pas grand-chose d'autre que votre volonté, votre assiduité et… un peu de patience. En suivant les étapes de ce cahier, vous allez apprendre, pas à pas, à mieux respirer, mieux bouger, mieux vous tenir. Au fil des chapitres, vous trouverez les clés pour progresser à votre rythme et selon vos disponibilités. D'exercice en exercice, votre corps va se transformer, devenir plus souple, plus fort, plus beau.
Si vous êtes enceinte (ou que vous prévoyez de l'être), une partie vous est dédiée avec des conseils et des exercices spécifiques à pratiquer tout au long de la grossesse.
Enfin, dans les derniers chapitres, vous trouverez les meilleures activités à associer à votre entraînement de Pilates, ainsi que des astuces nutrition pour vous aider à mincir efficacement sans vous prendre la tête.
Alors, prête à vous sculpter le corps de vos rêves ? C'est parti !

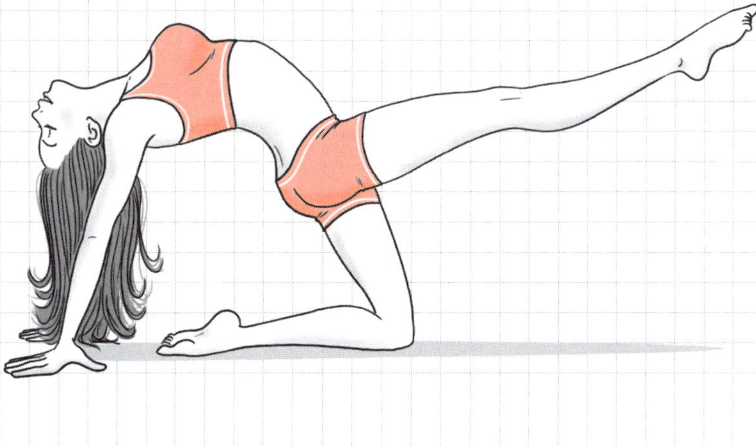

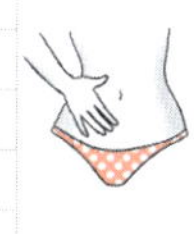

Test : est-ce que le Pilates est fait pour moi ?

Qu'attendez-vous vraiment de cette méthode aux multiples bienfaits ? Un corps musclé, des abdos en béton, une silhouette affinée, une perte de poids ? Un dos soulagé de ses tensions, un mental relaxé et moins de stress au quotidien ? Faites ce petit test pour savoir si le Pilates peut vous apporter ce que vous attendez.

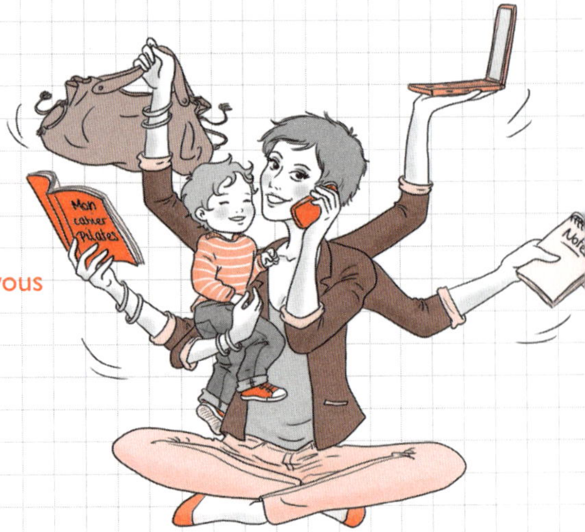

Le réveil sonne et il est temps de vous lever...

- ● Vous appuyez sur la touche rappel du réveil pour vous accorder encore 5 minutes de sommeil… et vous recommencez deux fois avant de vous lever avec flemme.
- ▲ Vous vous levez tranquillement, direction la cuisine pour préparer votre petit déjeuner tout en pensant au menu du repas de ce soir.
- ■ Vous sortez du lit et, comme souvent, vous vous sentez un peu raide, voire tendue. Ça ira mieux après une douche bien chaude.

Debout, de profil et en petite culotte devant votre miroir, vous vous dites...

- ● Que vous aimeriez avoir un corps plus athlétique.
- ▲ Que vous préféreriez être plus mince.
- ■ Que vous souhaiteriez avoir une silhouette plus élancée.

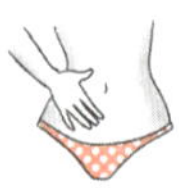

Pour vous détendre, vous rêvez de...

- ■ Passer la journée dans une thalasso ou un spa et vous faire masser pendant des heures…
- ▲ Vous retrouver avec ceux que vous aimez autour d'une belle table garnie des bons plats et des vins que chacun aura apportés.
- ● Vous reposer sur un transat avec un bon bouquin, vos magazines préférés, une bonne boisson et de quoi grignoter…

Ce que vous enviez le plus au corps d'une fille canon...

- ▲ Sa minceur et son ventre plat.
- ● Ses formes galbées et sa peau ferme.
- ■ Son allure et sa démarche gracieuse.

Pour dissimuler ce qui ne vous plaît pas trop chez vous, vous portez…

▲ Une robe ample avec un beau décolleté.
■ Une veste bien coupée à épaulettes discrètes.
● Un jean moulant qui gaine vos cuisses et vos fesses.

Vous êtes prête à faire des efforts dans le but de…

● Vous muscler et vous raffermir.
■ Vous sentir en meilleure forme et vous relaxer.
▲ Affiner votre silhouette et perdre du poids.

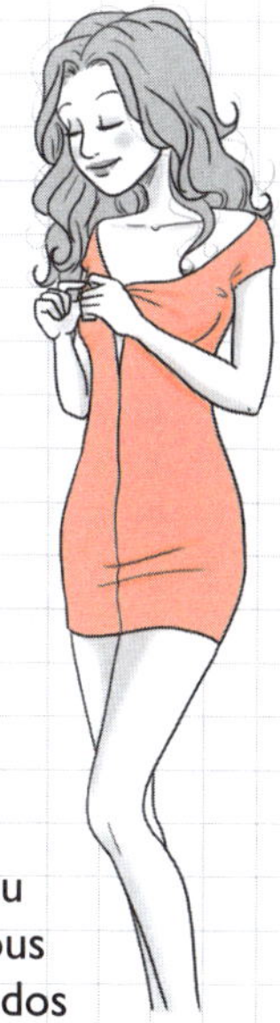

Faites les comptes !

■	●	▲
II	II III	III III

Vous avez une majorité de ■ : *vous avez besoin de modifier votre posture*

Vous avez une fâcheuse tendance à mal vous tenir, que vous soyez debout ou assise : tête et épaules en avant, dos courbé, ventre relâché… Résultat, vous souffrez souvent de petites douleurs au niveau des cervicales, des épaules, du dos et parfois même des bras. Du coup, vous êtes stressée et ne savez pas quoi faire pour vous soulager. Le Pilates va vous réconcilier avec votre dos et votre corps… Petit à petit, vous allez apprendre à vous redresser, à aligner votre colonne vertébrale, à renforcer et à assouplir votre dos, à vous relaxer et à dénouer les petites tensions situées dans votre corps… et dans votre tête.

Vous avez une majorité de ● : *vous avez besoin de vous tonifier*

Vous n'avez pas vraiment de problème d'embonpoint mais, comme vous êtes un brin paresseuse, vous ne bougez pas souvent votre popotin. Du coup, votre corps manque de fermeté : votre ventre et vos jambes sont un peu ramollos à votre goût, vos fesses et vos bras commencent à s'affaisser (ah, la gravité !). Bref, vous avez besoin de vous muscler. Le Pilates va vous permettre de tonifier l'ensemble de votre corps et de sculpter votre musculature en longueur et en finesse. Vos bras et vos jambes vont se galber, votre ventre se raffermir et votre peau se retendre. Vous n'avez plus qu'à vous y mettre !

Vous avez une majorité de ▲ : *vous avez besoin de mincir*

Bonne vivante, vous êtes aussi un peu trop gourmande. Résultat, vous vivez dans un corps qui vous embarrasse un peu et que vous dissimulez sous des vêtements amples. Vous aimeriez mincir et vous débarrasser de vos petites rondeurs localisées sur le ventre, les hanches, les fesses, les cuisses, les bras… Le Pilates va vous aider à faire connaissance avec vos muscles profonds, vous allez éliminer les kilos qui vous gênent (voir chapitre 5) et transformer les parties de votre corps qui vous déplaisent. Avec de l'assiduité, de la patience et un peu d'efforts, vous allez parvenir à aimer votre corps à nouveau.

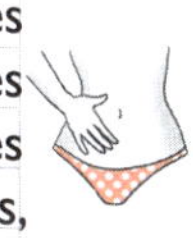

Chapitre 1

Le Pilates, quèsaco ?

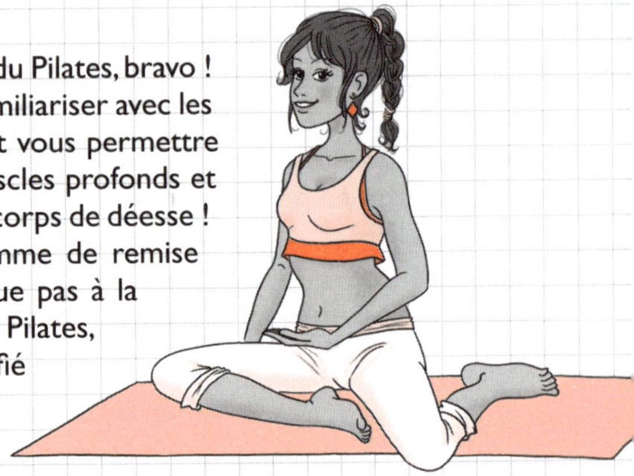

Vous êtes décidée à vous lancer dans la pratique du Pilates, bravo ! Avant de commencer, il est important de vous familiariser avec les principes fondamentaux de la méthode, qui vont vous permettre d'améliorer votre posture, de renforcer vos muscles profonds et de protéger votre dos tout en vous sculptant un corps de déesse ! En effet, le Pilates est bien plus qu'un programme de remise en forme et, pour être efficace, il ne se pratique pas à la légère. Il existe aujourd'hui plusieurs écoles de Pilates, et si certaines d'entre elles ont adapté ou modifié quelques exercices, elles ont toutes conservé les principes de base que préconisait Joseph Pilates, son créateur. La mise en pratique de tous ces principes représente un petit challenge pour les non-initiés, mais ne vous inquiétez pas… Nous allons vous accompagner et vous donner un maximum de conseils et d'astuces pour les comprendre et les intégrer, aussi bien lors de votre pratique que dans votre vie de tous les jours.

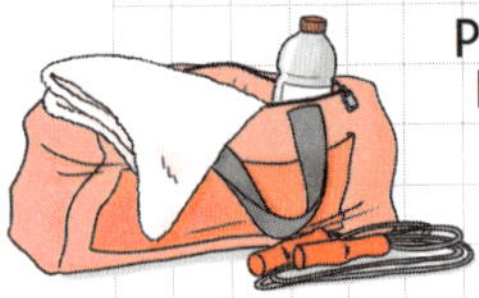

Comment est née la méthode Pilates ?

Le Pilates a été inventé par Joseph Hubertus Pilates (que ses adeptes ont surnommé « Joe »), né en Allemagne en 1880. Souffrant d'asthme, de rhumatisme et de rachitisme durant son enfance, il décide dès l'adolescence d'améliorer sa condition physique et se forme à différents sports jusqu'à devenir un athlète accompli. Autodidacte, il développe ensuite sa propre méthode de gymnastique en Allemagne, méthode qu'il baptise « Contrology ». C'est pendant la guerre de 1914-1918, alors qu'il est prisonnier en Angleterre, qu'il bricole sur les lits d'hôpitaux des appareillages inspirés de la kinésithérapie pour rééduquer les soldats blessés et alités. Ce sont les prototypes de ses célèbres machines (Reformer, Cadillac), qui restent aujourd'hui les plus utilisées. En 1926, il s'installe à New York et ouvre son premier studio, où il propose sa nouvelle discipline, au sol et sur machines. L'endroit est d'abord fréquenté par des danseurs professionnels, qui viennent s'entretenir et se rééduquer, puis le succès phénoménal de la méthode – qu'il enseigne jusqu'à sa mort, en 1967 – s'étend aux artistes, aux acteurs et aux athlètes de toute discipline… À partir des années 1980, le Pilates se répand auprès du grand public aux États-Unis et dans bien d'autres pays…

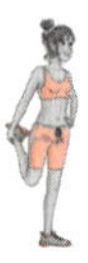

Que va m'apporter le Pilates ?

L'objectif de la méthode est de faire travailler tous les muscles, en douceur mais en profondeur (et en longueur), en se concentrant particulièrement sur les muscles du centre du corps (abdominaux, dorsaux et fessiers). Si le corps entier participe, le mental tient une place importante dans les exercices, qui demandent une grande concentration. Vous allez vite découvrir que le Pilates offre de multiples bienfaits…

Au niveau du corps

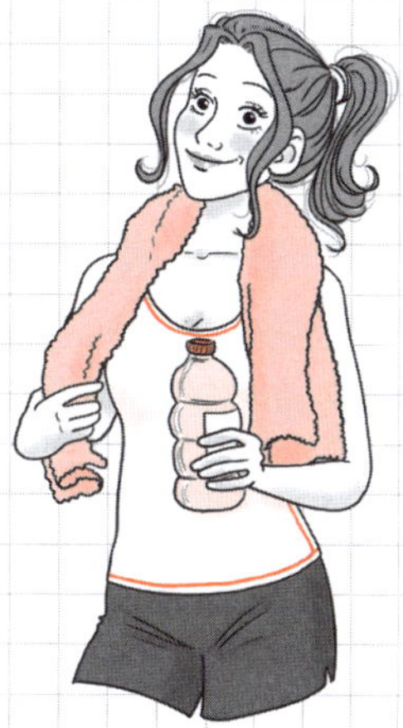

Une sangle abdominale solide et bien gainée
Un plancher pelvien qui ne craint rien
Un dos musclé et protégé
Une meilleure posture
Un port de danseuse
Une silhouette affinée, tonifiée, galbée… et amincie !
Une souplesse de chat
Un bon équilibre
Des mouvements plus amples
Une meilleure coordination
Une respiration ample, profonde et régénérante

Au niveau du mental

Une prise de conscience de votre corps
Une concentration améliorée
Un mental de « winneuse » : plus de volonté, d'assurance, de confiance en vous
Une détente assurée, donc un moyen efficace de vous relaxer !
Une diminution conséquente du stress

Est-ce que tout le monde peut faire du Pilates ?
Oui ! L'avantage de cette méthode, c'est qu'elle s'adresse à tous, quels que soient l'âge et la condition physique. C'est seulement en cas de problèmes de santé particulièrement lourds qu'un avis médical sera nécessaire. Quant aux personnes souffrant de mal de dos, hyperactives, stressées et tendues, le Pilates est souvent recommandé par des médecins et des kinésithérapeutes. La méthode est même utilisée dans de nombreux centres de rééducation ou de réadaptation fonctionnelle. En cas de lombalgie, consultez d'abord votre médecin traitant, il pourra vous conseiller certains exercices plus que d'autres !
Bonne nouvelle : si vous êtes enceinte (et avec l'accord de votre sage-femme), vous pouvez pratiquer certains exercices jusqu'à la fin de votre grossesse !

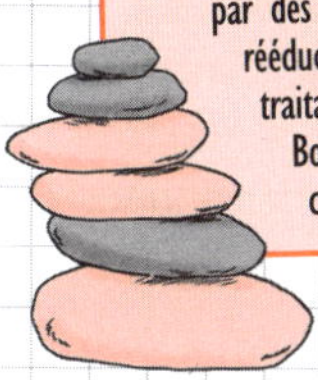

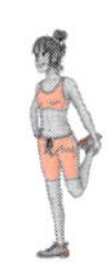

Les 10 commandements du Pilates

1. À bien respirer tu apprendras

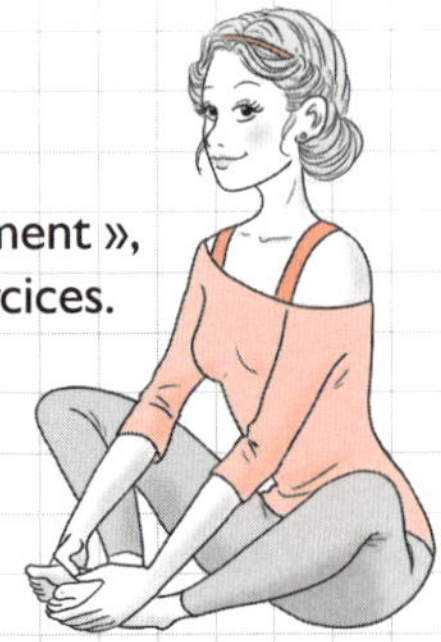

Avec le Pilates, on apprend à « respirer en harmonie avec chaque mouvement », chacun à son rythme mais toujours en totale synchronisation avec les exercices. La respiration utilisée est qualifiée de « latérale » ou « costale » ou encore « latérale thoracique ». Elle consiste à respirer par les côtes, c'est-à-dire sans gonfler ni dégonfler le ventre (voir p. 14). Cette façon de respirer permet de garder la sangle abdominale contractée pendant les mouvements et ainsi de maintenir le buste stable, ce qui protège parfaitement le dos tout en intensifiant les exercices.

2. De concentration tu auras besoin

Pour une parfaite exécution des mouvements, il est primordial de vous focaliser à 100 % sur ce que vous faites… Être complètement impliquée et consciente avant et pendant chaque mouvement (contraction, étirement, alignement…), chaque respiration (inspiration, expiration, rythme…). Le but ? Exécuter les exercices du mieux que vous pouvez en restant concentrée du début à la fin de la séance.

3. Le centrage tu développeras

Tous les mouvements partent du centre du corps, que Joseph Pilates a baptisé le *powerhouse*, ce qu'on pourrait traduire par « centre d'énergie » (voir p. 10). Il correspond à la partie du corps située entre le thorax et le bassin, où se situent tous les muscles profonds et stabilisateurs : sangle abdominale, muscles paravertébraux, plancher pelvien. Un *powerhouse* solide garantit une bonne stabilité corporelle et favorise une meilleure coordination et un meilleur contrôle des mouvements, sans risque de blessure.

4. La maîtrise du geste tu atteindras

Le contrôle peut se définir comme la « maîtrise du geste ». Pas question de répéter mécaniquement les mouvements sans réfléchir. Chaque exercice exige un contrôle musculaire ET mental : vous devez prendre conscience de chaque muscle sollicité, de la stabilisation et de l'alignement de votre corps, et de votre respiration coordonnée aux mouvements. Un bon contrôle s'acquiert avec la pratique et avec le temps. Il vous permettra ensuite d'accroître la force, la résistance et la souplesse de vos muscles.

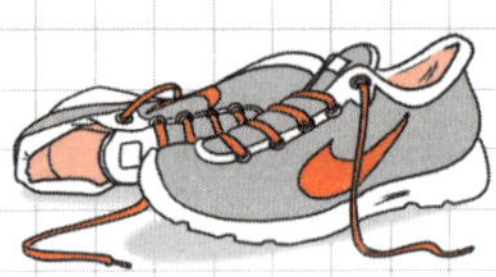

5. De précision tu feras preuve

Tous les exercices de Pilates sont conçus pour faire travailler différentes zones du corps avec une grande précision. Celle-ci est requise si l'on veut obtenir un parfait alignement du corps et un engagement complet des muscles. Plus votre travail est exact, plus il est profond et plus grands sont les bénéfices. Cette précision est un peu l'aboutissement du centrage, de la concentration et du contrôle requis dans la pratique.

6. De fluidité, tes mouvements seront faits

Les mouvements sont effectués sans à-coups, de façon calme, posée, en parfaite coordination avec le souffle. Ils s'enchaînent de manière continue avec fluidité, en lien avec le centre du corps (*powerhouse*). Cette fluidité permet d'exécuter des gestes harmonieux, souples, gracieux et sans aucune tension sur les articulations. Au fur et à mesure que vous progresserez, vous augmenterez l'amplitude et la grâce de vos mouvements, tout en souplesse.

7. À l'union du corps et du mental tu veilleras

Pour Joseph Pilates, il existe un lien inséparable entre le corps et l'esprit. Être pleinement conscient de nos gestes nous permet d'éviter et/ou de corriger les « mauvaises programmations » de notre cerveau qui engendrent de mauvais réflexes (posture inadéquate, réflexes musculaires douloureux…).

8. De la relaxation tu abuseras

La relaxation est habituellement pratiquée à la fin d'une séance sportive dans le but de relâcher les tensions musculaires pour un bon retour au calme. En Pilates, vous commencez par vous relaxer, car rien ne sert de commencer une séance si vous êtes tendue, stressée, préoccupée… Vous allez apprendre à évacuer toutes les tensions pour être complètement prête, mentalement et physiquement, avant de vous lancer dans les exercices.

9. De la volonté tu montreras

Comme pour tout acte de la vie, on réussit mieux si on croit en notre capacité à changer les choses. Au début, il peut paraître difficile d'appliquer tous les principes de la méthode à la fois. Ne vous découragez pas, soyez patiente… et persévérez ! Quand les premiers résultats apparaîtront, votre motivation se renforcera !

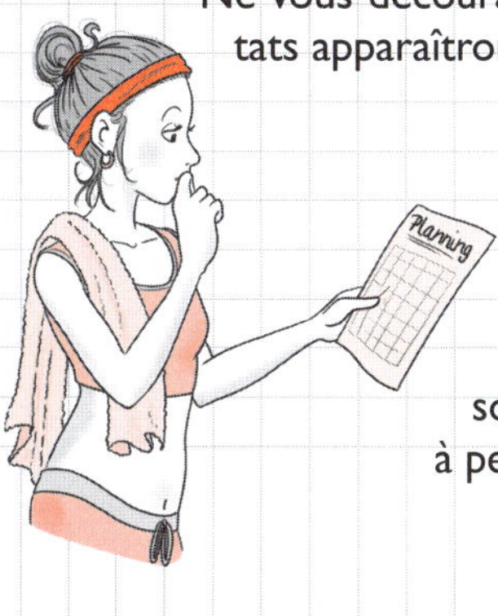

10. D'optimisme tu te nourriras

Évitez de ruminer certaines pensées comme « C'est trop difficile » ou « Je ne vais pas y arriver »… Restez positive et confiante. Progresser demande du temps, de l'assiduité et de la douceur envers soi-même. Acceptez vos limites, soyez consciente de vos progrès et, peu à peu, vous ferez les exercices avec beaucoup de plaisir !

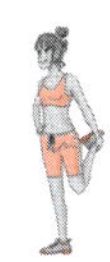

Petit lexique du langage Pilates

Pour devenir une pro du Pilates, il y a quelques notions d'anatomie à connaître. Eh oui, avant la pratique, un peu de théorie, histoire de mettre toutes les chances de votre côté pour réaliser les exercices de la manière la plus efficace possible.

La ceinture abdominale : c'est l'ensemble de nos muscles abdominaux, qui se décompose en trois « couches ».

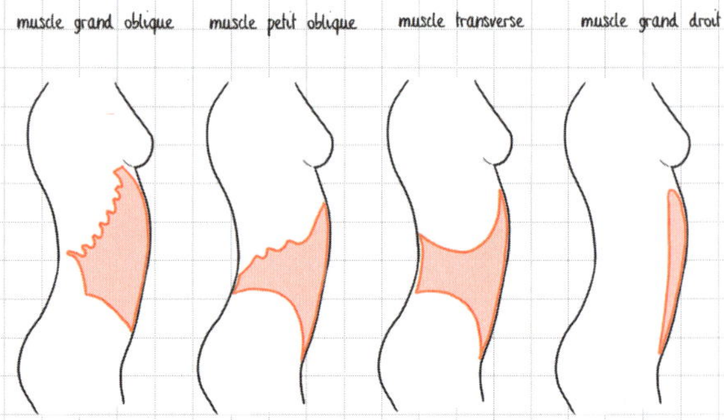

Les muscles « ventre plat » : ce sont les transverses, les plus profonds, qu'on compare souvent à un corset, dont ils ont la forme. Ce sont un peu les muscles stars du Pilates, puisqu'ils jouent un rôle essentiel dans la respiration et la stabilisation du bassin.

Les muscles « taille fine » : ce sont les obliques (internes et externes), situés sur les côtés du buste, en longueur, et qui s'étendent des côtes au pubis.

Les muscles « tablette de chocolat » : ce sont les grands droits, les plus superficiels et aussi les plus connus, qui se trouvent sur le devant et s'étendent du sternum au pubis.

La ceinture scapulaire : c'est l'ensemble des os (omoplates et clavicules) et des muscles (trapèzes, rhomboïdes…) qui relient les bras à la colonne vertébrale. Il sera utile d'apprendre à mobiliser et stabiliser cette zone dans de nombreux exercices.

Le plancher pelvien (ou périnée) : c'est l'ensemble des muscles situés dans le bassin, qui a la forme d'un hamac. Il soutient nos muscles et nos organes génitaux, et participe à leur bon fonctionnement. Pour bien comprendre l'intérêt d'avoir un périnée musclé, dites-vous que c'est grâce à lui que vous pouvez vous retenir de faire pipi, par exemple. Lors des exercices, vous devez apprendre à le contracter, car il sera d'une grande aide pour intensifier l'engagement des muscles abdominaux profonds (transverses) et maintenir la stabilité du bassin. Reportez-vous à la partie « Je stimule mon périnée », p. 44.

Le *powerhouse* : ce terme définit l'ensemble des muscles abdominaux, les muscles du bas du dos et ceux du bassin (ou plancher pelvien). Reportez-vous à la partie « Avec la torsion de la taille, j'apprends le centrage et la précision », p. 16.

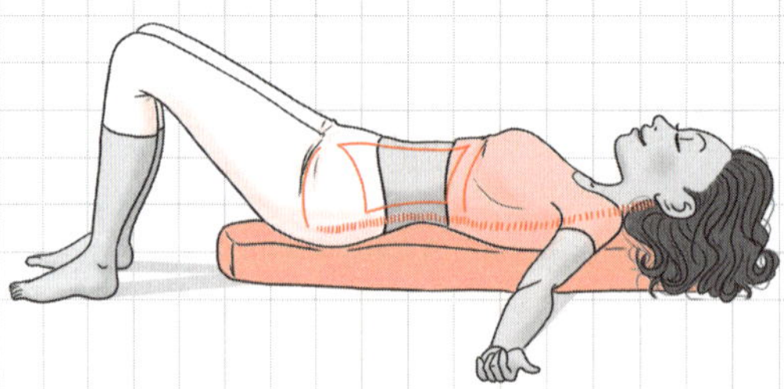

Le dos droit : dans la plupart des exercices, il vous sera souvent demandé de vous placer avec le dos bien droit ou d'exécuter un mouvement en gardant le dos droit... Attention, un dos droit n'est pas un dos plat ! Un dos droit est un dos bien aligné, dans le respect de sa courbure naturelle.

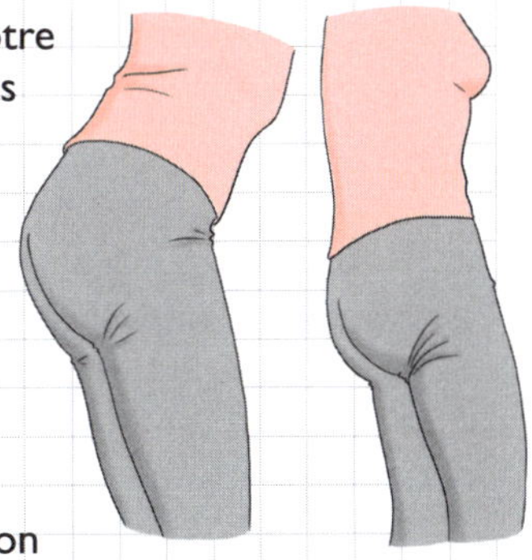

L'antéversion et la rétroversion du bassin : selon votre morphologie et votre posture naturelle, votre bassin peut ne pas être en position neutre. Par exemple, si vous êtes très cambrée, il est possible que votre bassin bascule naturellement vers l'avant (fesses en arrière), en position d'**antéversion**. Au contraire, si vous avez le dos plat et le ventre qui ressort vers l'avant, c'est le signe que votre bassin bascule vers l'arrière (pubis vers l'avant) : il est en **rétroversion**. Quand le bassin n'est basculé ni vers l'avant ni vers l'arrière, il est en position neutre (voir p. 14).

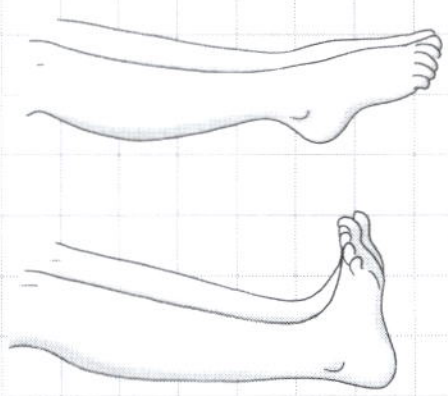

La position des pieds : en fonction des exercices, vous devrez tendre vos pieds en pointant les orteils vers l'avant comme une danseuse – on parlera alors de « **pieds pointés** » – ou bien les fléchir en rapprochant les orteils de vos tibias comme un *yogini* – ce sont les « **pieds flexes** ».

L'échauffement avant la séance : le Pilates est une gym douce, certes, mais il est nécessaire de délier vos articulations avant chaque séance, histoire de vérifier que la machine est bien huilée. Ne croyez pas que ce moment est inutile : vous serez surprise de constater que certaines articulations peuvent craquer, certains tendons ou ligaments tirailler...

Échauffement express, à faire avant chaque séance, même facile !

- Debout, le dos bien droit, faites un pas en arrière, posez le pied sur la pointe et effectuez 10 petits cercles avec la cheville (5 vers la droite, 5 vers la gauche) de chaque côté.
- Debout, les pieds parallèles, faites 10 petits cercles avec les genoux fléchis (5 dans chaque sens).
- Écartez légèrement les jambes et faites 10 cercles avec le bassin (5 dans chaque sens).
- Mains devant vous, croisez les doigts et faites 10 petits cercles avec vos poignets (5 dans chaque sens).
- Posez les mains sur les épaules, coudes devant vous, et effectuez 10 petits cercles avec les coudes (5 dans chaque sens).
- Gardez les mains sur les épaules et faites 10 grands cercles (5 dans chaque sens) avec les coudes, pour mobiliser les épaules cette fois.
- Terminez en inclinant lentement la tête vers le haut, puis vers le bas, à gauche puis à droite.

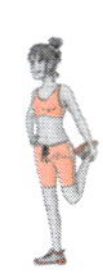

Chapitre 2

Avant de me lancer : mes exercices préparatoires

Lentement mais sûrement...

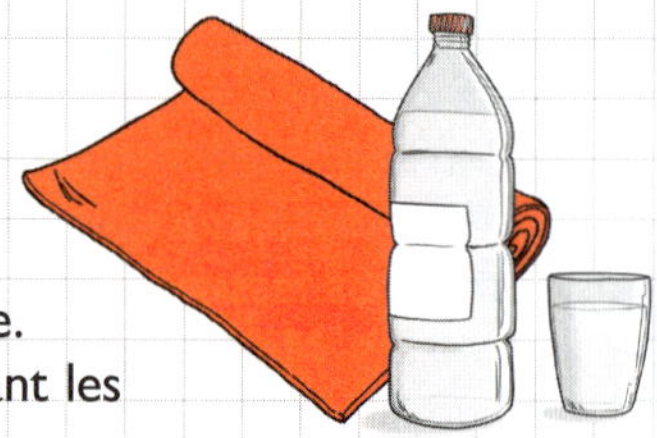

Vous l'avez compris, le Pilates est une activité qui sollicite le corps et l'esprit. Cela ne veut pas dire que vous aurez besoin d'une encyclopédie pour vous exercer, plutôt que vous allez apprendre à intégrer mentalement les exercices avant de les faire.
Le but ? Exécuter chaque geste en toute conscience, en appliquant les principes de la méthode. Au début, il n'est pas toujours facile de se concentrer sur tous les principes à la fois… Ne vous inquiétez pas et ne soyez pas trop pressée. Les exercices préparatoires de ce chapitre vont vous apprendre à les intégrer, étape par étape, au fur et à mesure de votre entraînement.

En Pilates, la qualité prime sur la quantité.

N'allez pas croire pour autant que vous n'allez pas transpirer ! Votre bénéfice sera cependant plus important si vous pratiquez un petit nombre d'exercices bien maîtrisés que si vous vous essoufflez à essayer d'en faire le plus grand nombre possible sans qu'ils soient parfaitement exécutés. Pour bien débuter en Pilates, pensez surtout à l'adage « Lentement mais sûrement »…

Êtes-vous prête ?

Pour commencer, vous n'aurez pas besoin de grand-chose, seulement d'un peu de matériel et d'une tenue bien adaptée.

- Un tapis de gym, ni trop épais (pour être bien stable) ni trop fin (pour être confortable). N'hésitez pas à poser une serviette par-dessus si vous prévoyez une séance un peu longue.
- Une bouteille d'eau pour vous hydrater et une serviette pour vous éponger (vous risquez de transpirer un peu si vous vous donnez à fond).
- Une tenue dans laquelle vous êtes à l'aise mais qui épouse les formes de votre corps : idéalement, un legging et un top près du corps. Le but n'est pas d'être moulée, mais de pouvoir observer votre physionomie afin d'ajuster votre alignement et vos mouvements.
- Un petit coussin fin (ou une serviette pliée), pour caler votre nuque ou à placer entre les genoux.
- Si c'est possible, prévoyez de faire vos exercices face à un miroir.

La bonne attitude posturale en Pilates

Comment bien vous tenir debout

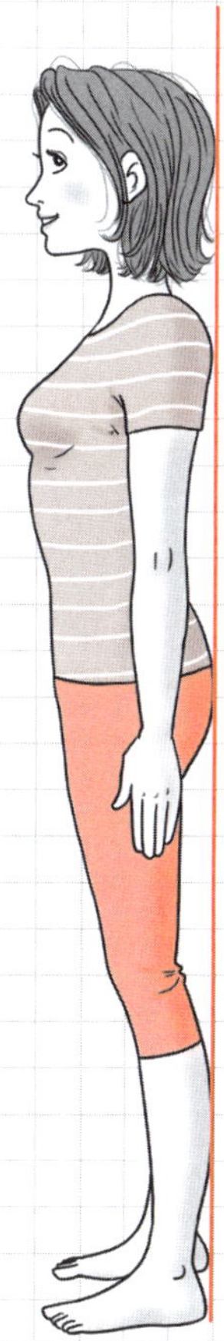

L'alignement du corps

Nous n'avons pas tous la même colonne vertébrale ni la même posture. Certains ont un dos très cambré, d'autres ont les épaules enroulées vers l'avant, quand d'autres encore ont le dos plat… Cependant, il existe un alignement « idéal » qui vaut pour toutes les morphologies.

Pour trouver cet alignement, mettez-vous dos à un mur, pieds parallèles et jambes écartées de la largeur du bassin. Imaginez qu'un fil est suspendu au-dessus de votre tête et que quelqu'un le tire légèrement vers le haut, en somme « agrandissez-vous ». Les parties qui doivent être en contact avec le mur sont vos talons, vos fesses, le haut de votre dos, vos épaules et l'arrière de votre tête. Maintenant, vérifiez que le poids de votre corps est réparti de façon homogène sur toute la plante des pieds (et non sur les bords externes ou internes), que vos jambes sont tendues mais que vos genoux sont relâchés, que votre bassin n'est pas trop basculé en avant ou en arrière, que vos épaules et vos omoplates sont abaissées, que votre tête est droite (menton parallèle au sol). Vous y êtes ? Parfait… Maintenant, faites un pas en avant en gardant cette position et sentez comme votre corps s'est redressé ! Certaines peuvent même avoir l'impression d'avoir grandi de quelques centimètres.

Comment bien vous positionner allongée

La position neutre du bassin

La position neutre du bassin est essentielle pour une posture correcte et pour la garantie d'un bon alignement de votre corps dans le respect de la courbure naturelle de votre colonne vertébrale. Vous devez savoir l'adopter car elle sera la position de départ requise pour de nombreux exercices.

Pour trouver cette position neutre, commencez par vous allonger, jambes fléchies et écartées de la largeur du bassin. Étirez votre nuque (au besoin, placez un coussin fin ou une serviette pliée sous la nuque) et éloignez vos épaules de vos oreilles. Ensuite, essayez d'allonger votre colonne vertébrale, comme si vous vouliez éloigner votre tête de votre buste et vos fesses de votre ventre.

→ **Basculez votre bassin vers l'arrière en position de rétroversion (pubis vers l'avant)** et sentez comme votre dos se plaque au sol.

Rétroversion

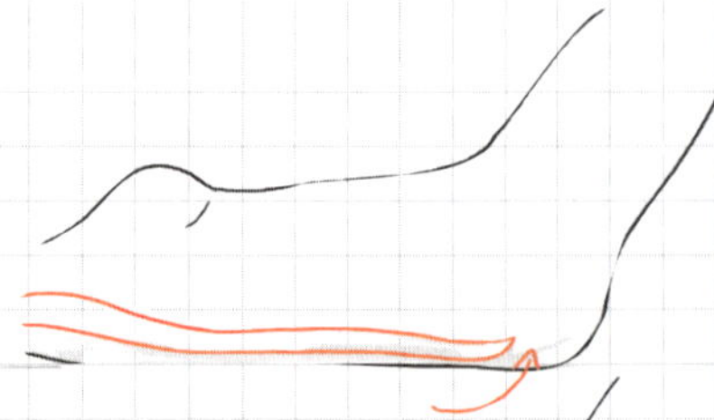

→ **Basculez ensuite votre bassin vers l'avant en position d'antéversion (fesses vers l'arrière)** et sentez votre dos se cambrer.

Antéversion

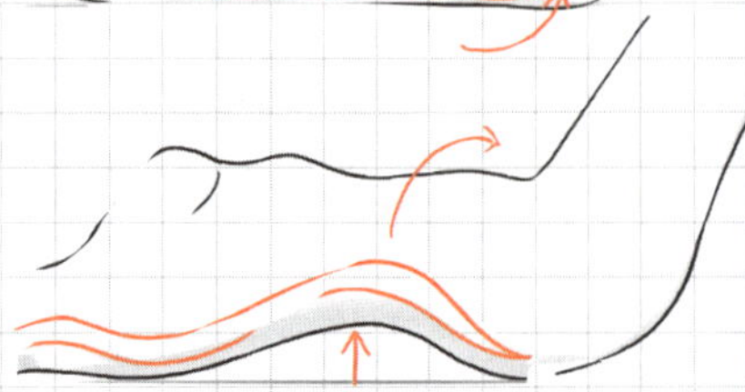

→ **Recommencez cette bascule et arrêtez-vous juste au milieu : c'est la position neutre** du bassin, qui n'est ni en rétroversion ni en antéversion. Pour vous assurer que vous avez trouvé la position neutre, vous devez pouvoir passer vos doigts (ou, selon votre morphologie, sentir qu'il y a un petit espace) entre le bas de votre dos et le sol.

Position neutre

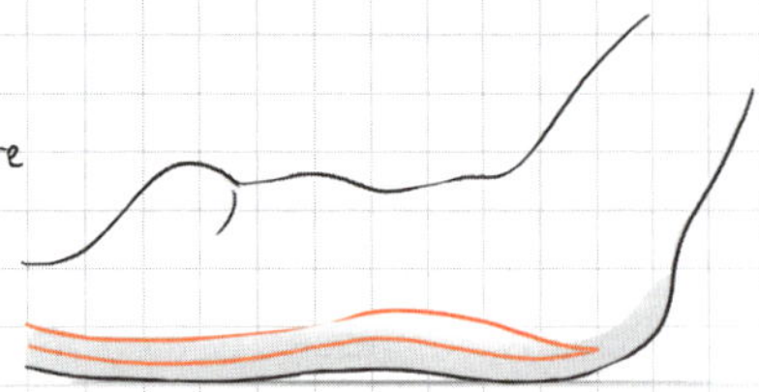

Comment bien respirer

La respiration latérale thoracique

Rien ne sert de commencer les exercices si vous ne maîtrisez pas la respiration latérale thoracique (ou respiration costale), qui s'oppose à la respiration ventrale (ou abdominale). Cette façon de respirer se fait par une expansion latérale de la cage thoracique afin de pouvoir garder les muscles profonds de l'abdomen engagés aussi bien à l'inspiration qu'à l'expiration. En gros, vous ne relâchez jamais votre ventre pendant toute la durée des exercices, ce qui vous oblige à respirer « par les côtés et le dos ». À cette tonicité abdominale constante, vient s'ajouter un rythme respiratoire précis pour chaque mouvement. L'inspiration prépare au mouvement.

Les erreurs à éviter

- N'inspirez pas trop « haut » : évitez de soulever les clavicules. Essayez de sentir vos poumons se remplir par les côtés et l'arrière, sans gonfler le sternum.
- Veillez à ne pas lever les épaules en inspirant. Pour cela, gardez le cou et les épaules détendues, et écartez les coudes pendant l'exercice.
- Expirez lentement (il s'agit de ne pas expulser l'air de façon brutale et rapide), en vous concentrant afin de synchroniser le souffle et l'engagement du périnée et du transverse. Le fait d'expirer sur un son qui se rapproche de « fhhhh », de « ahhh », de « ohhh » ou encore de « ouhhh » pourra vous aider. À vous d'essayer et de trouver « votre » son.

L'expiration se fait toujours au moment de l'effort et facilite l'activation des muscles abdominaux profonds et/ou du périnée.
Vous commencez à comprendre pourquoi le Pilates est si efficace pour muscler les abdos ? Cependant, avant de voir votre ventre s'aplatir, il faut vous familiariser avec cette façon particulière de respirer, que vous devrez utiliser pendant toute la durée de chaque exercice.

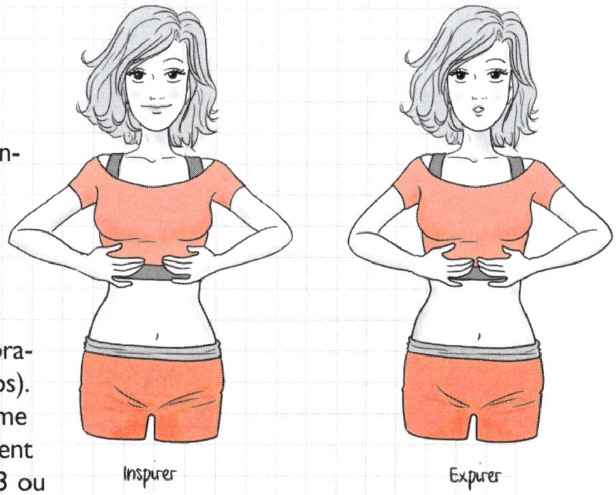

Je m'entraîne à respirer « façon Pilates »

Debout, le corps dans le bon alignement, ou allongée en position neutre, commencez par expirer pour vider l'air de vos poumons. Placez vos mains à plat sous la poitrine, sur les côtes. Inspirez lentement par le nez sur 2 ou 3 temps en rentrant légèrement le ventre et en laissant l'air qui remplit vos poumons écarter votre cage thoracique sur les côtés (et éventuellement dans le dos). Sentez vos mains s'éloigner l'une de l'autre, comme un corset qui s'écarterait. Ensuite, expirez lentement et profondément par la bouche entrouverte sur 3 ou 4 temps, en remontant le périnée vers le nombril et en creusant le ventre comme si vous vouliez « avaler » votre nombril. Cette fois, vos mains se rapprochent l'une de l'autre, le corset se resserre autour de votre taille.

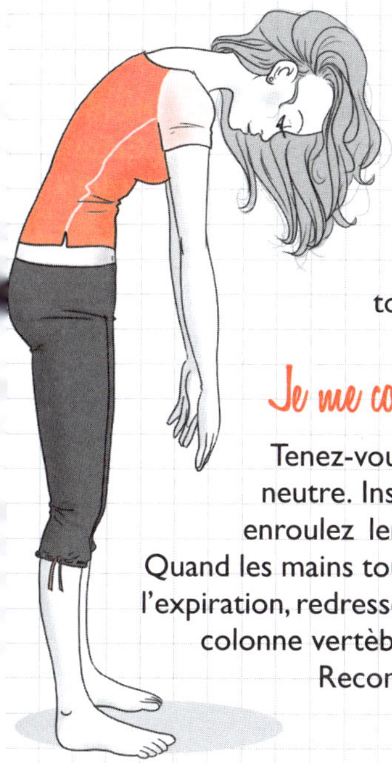

Je prends conscience de mon corps

Maintenant que vous savez vous positionner et respirer correctement, vous allez commencer à intégrer les principes du Pilates avec quelques mouvements simples. Faites les exercices suivants, en toute conscience et en restant à l'écoute de vos sensations.

Je me concentre et je contrôle l'enroulement de ma colonne vertébrale

Tenez-vous debout, le corps dans le bon alignement, le bassin en position neutre. Inspirez et baissez le menton pour allonger la nuque. Sur l'expiration, enroulez lentement la nuque, puis la colonne vertébrale en direction du sol. Quand les mains touchent le sol (si c'est trop difficile, fléchissez les jambes), inspirez. Sur l'expiration, redressez lentement le buste en contrôlant le mouvement et en déroulant la colonne vertèbre après vertèbre.
Recommencez 3 fois.

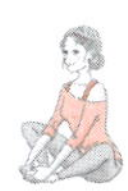

Je me concentre et j'étire ma taille avec fluidité

Tenez-vous debout, le corps dans le bon alignement, le bassin en position neutre. Inspirez, agrandissez-vous et levez le bras droit au-dessus de la tête, en veillant à garder l'épaule abaissée. Sur l'expiration, fléchissez lentement le buste vers la gauche en sentant l'étirement de votre flanc. Inspirez et vérifiez que vous n'avez pas collé votre bras droit à votre oreille. Sur l'expiration, revenez avec fluidité en position initiale.
Recommencez 3 fois de chaque côté.

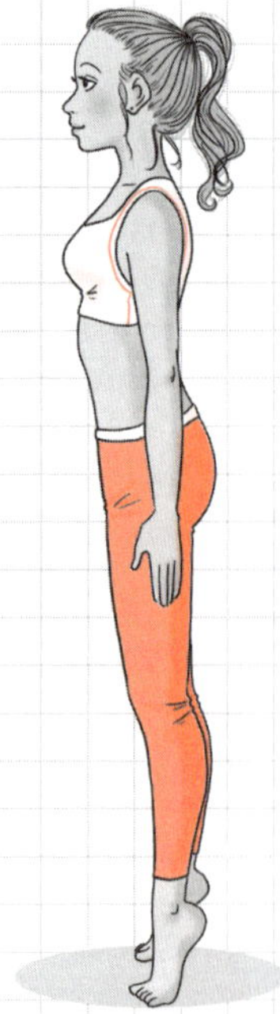

Je respire et je garde l'équilibre sur la pointe des pieds

Tenez-vous debout, le corps dans le bon alignement, le bassin en position neutre, le poids du corps réparti de façon égale sur les pieds.
Inspirez et sentez votre colonne vertébrale s'étirer. Sur l'expiration, montez lentement sur la pointe des pieds et sentez votre ceinture abdominale se solidifier. Quand vous êtes sur la pointe des pieds, inspirez en vous concentrant pour garder l'équilibre. Sur l'expiration, redescendez lentement sur les talons en contrôlant le mouvement.
Recommencez 3 fois.

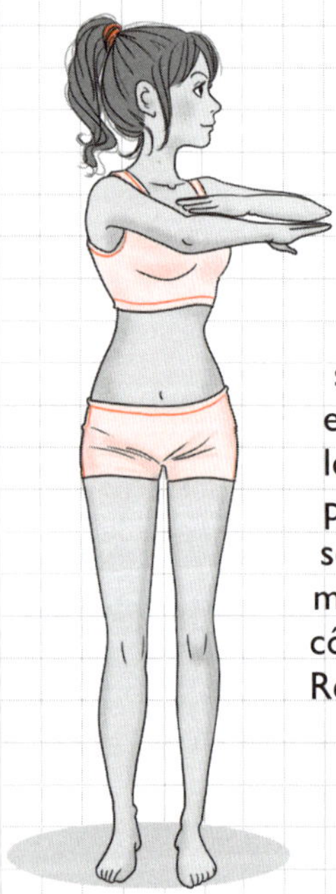

Avec la torsion de la taille, j'apprends le centrage et la précision

Tenez-vous debout, le corps dans le bon alignement, le bassin en position neutre. Pliez les bras devant vous à la hauteur de la poitrine (main droite sur le coude gauche et main gauche sous le coude droit). Inspirez et agrandissez-vous sans hausser les épaules. Sur l'expiration, pivotez lentement la tête et le torse vers la droite jusqu'au maximum possible pour vous tout en gardant les hanches de face. Concentrez-vous pour sentir la torsion de votre colonne vertébrale. Inspirez et revenez lentement en position initiale. Sur l'expiration, effectuez la rotation de l'autre côté. Revenez en position initiale sur une inspiration.
Recommencez 3 fois.

Je m'échauffe

L'élévation du bassin

Cet exercice apprend à se concentrer sur l'activation des muscles du plancher pelvien (voir p. 10 et 44) et des transverses de l'abdomen. Il aide également à se concentrer sur l'exécution fluide d'une séquence de mouvements.

Position de départ

Allongez-vous sur le dos, jambes fléchies, pieds à plat au sol et écartés de la largeur du bassin. Les bras reposent le long du corps et les paumes des mains sont au sol. Le bassin est en position neutre, la nuque et les épaules sont relâchées.

Ce que je dois faire

1. Inspirez lentement en contractant légèrement le périnée et le ventre.
2. Sur l'expiration, contractez fortement le périnée et les abdominaux, puis soulevez lentement le bassin, ensuite les lombaires et le milieu du dos jusqu'aux omoplates.
3. Sur l'inspiration, pressez sur vos pieds et vos bras pour ajuster l'alignement des épaules, du bassin et des genoux. Poussez votre pubis vers le ciel et ouvrez la poitrine.
4. Sur l'expiration, revenez lentement à la position de départ, en déroulant la colonne vertébrale, une vertèbre après l'autre.
5. Prenez une respiration complète et recommencez.

Combien de fois ?

Effectuez entre 5 et 10 répétitions.

L'erreur à ne pas faire

Quand vous poussez le pubis vers le ciel, ne cambrez pas le dos. Au contraire, contractez davantage les abdominaux et les fesses. Si vous le pouvez, faites l'exercice devant un miroir ou demandez à un proche de vous observer (voire de vous prendre en photo) pour vérifier l'alignement de votre corps.

Ce que je dois vérifier

- ✔ Le périnée et les transverses sont bien contractés avant de soulever le bassin.
- ✔ Vos jambes sont parallèles pendant tout l'exercice.
- ✔ Vos mouvements sont lents et fluides. Prenez le temps de faire l'exercice en toute conscience.

Ce que je dois ressentir

- ➢ Vous devez sentir le travail de votre périnée et de vos muscles abdominaux, de vos jambes et de vos fesses.
- ➢ Vous devez avoir la sensation d'un étirement à l'arrière de vos cuisses (ischio-jambiers) et d'un échauffement au niveau de vos fessiers.

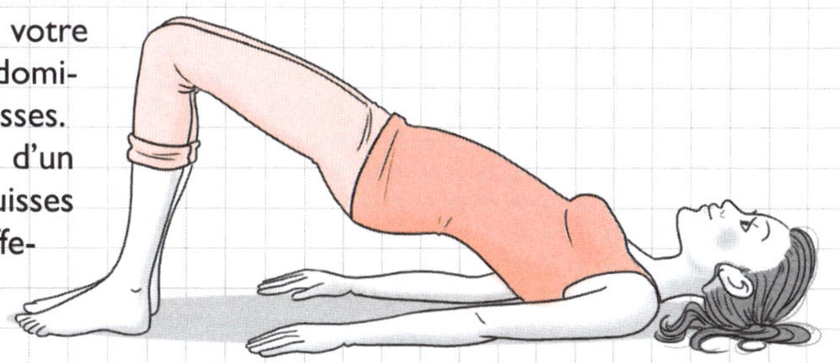

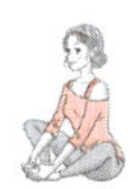

Le relevé de buste

Cet exercice relativement simple est idéal pour apprendre à solliciter efficacement les muscles de la ceinture abdominale et pour les renforcer en douceur tout en mobilisant la colonne vertébrale et en gardant le bassin stable.

Position de départ

Allongez-vous sur le dos, jambes fléchies, pieds à plat au sol et écartés de la largeur du bassin. Entrelacez les doigts derrière la tête, baissez légèrement le menton (pour allonger la nuque) et ouvrez les coudes.

Ce que je dois faire

1. Inspirez lentement en rentrant légèrement le ventre.
2. À l'expiration, contractez fortement les abdominaux et enroulez lentement la tête, puis le haut du dos jusqu'à ce que les omoplates décollent du sol. Simultanément, sentez que le bas du dos (les lombaires) se plaque au sol.
3. Inspirez sans relâcher le ventre.
4. À l'expiration, reposez lentement le haut du dos, puis la tête, sur le sol pour revenir à la position de départ.

Combien de fois ?

Faites 10 répétitions.

Ce que je dois vérifier

✔ Gardez une distance de la taille d'un œuf entre le menton et le sternum.

✔ Servez-vous de vos abdominaux pour monter et descendre le haut de votre dos en contrôlant le mouvement.

Ce que je dois ressentir

➢ Ça « brûle » un peu au niveau de tous les muscles abdominaux ? Très bien ! Cela signifie que vous effectuez correctement cet exercice, qui fait travailler ce groupe de muscles. Continuez !

Astuce pour bien profiter de cette posture

Cet exercice étant assez facile, profitez-en pour le faire en toute conscience afin de sentir précisément ce qui se passe au niveau de vos muscles abdominaux et de votre colonne vertébrale. La contraction doit se faire d'abord au niveau des muscles transverses, puis s'étendre aux grands droits et aux obliques.

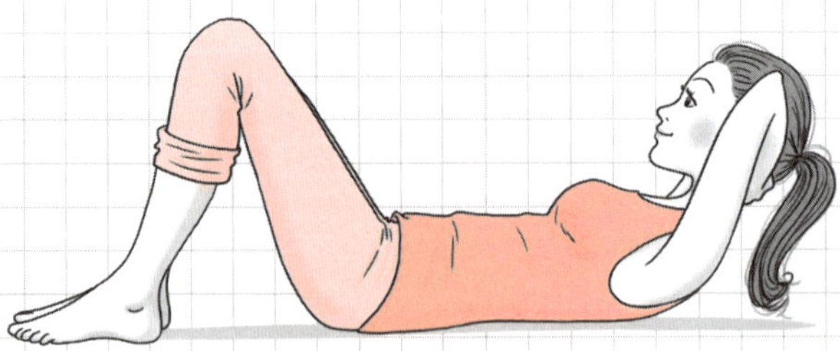

Le relevé de jambe sur le dos

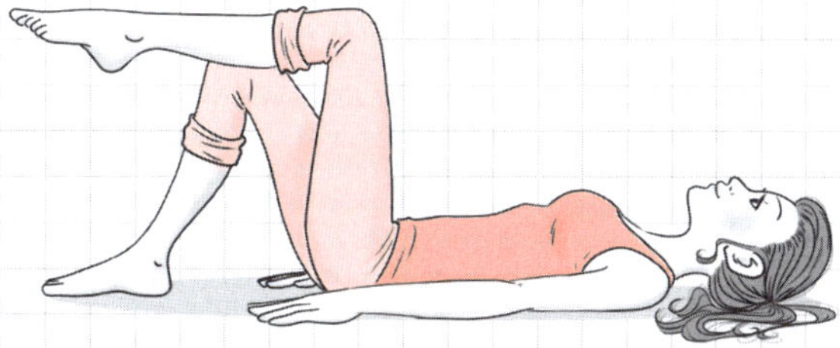

Cet exercice ressemble au précédent, mais ici les muscles abdominaux sont plus sollicités, dans le but de stabiliser le tronc (bassin, hanches…), alors que la jambe est en mouvement.

Position de départ

Allongez-vous sur le dos, bassin en position neutre, jambes fléchies à 90° et écartées de la largeur du bassin, pieds posés à plat au sol. Les bras sont placés le long du corps, les paumes des mains reposent au sol.

Ce que je dois faire

1. Inspirez lentement et profondément en rentrant légèrement le ventre.
2. À l'expiration, contractez fortement les abdominaux et ramenez lentement la jambe gauche vers vous en la gardant fléchie, jusqu'à ce que le genou soit aligné avec la hanche (la cuisse est perpendiculaire au sol).
3. À l'inspiration, reposez lentement la jambe, en contrôlant le mouvement et en gardant la jambe fléchie jusqu'à ce que les orteils touchent le sol.
4. Recommencez immédiatement sans poser le pied à plat au sol (juste la pointe du pied).

Combien de fois ?

Faites 5 répétitions pour chaque jambe.

Ce que je dois vérifier

- ✔ Votre *powerhouse* est bien verrouillé et complètement immobile pendant toute la durée de l'exercice.
- ✔ Vos épaules et votre dos sont également immobiles pendant tout l'exercice.
- ✔ Lorsque vous levez la jambe, veillez à initier le mouvement depuis la hanche.
- ✔ Attention à ne pas fléchir le genou, à garder un angle à 90°.

Ce que je dois ressentir

- ➢ Seule votre hanche bouge pendant cet exercice.
- ➢ Vos côtes, votre bassin et vos genoux restent dans leur position initiale.

Pour aller plus loin…

Si vous sentez que vous maîtrisez parfaitement cet exercice, c'est-à-dire que tout votre corps est immobile lorsque vous bougez la jambe et que vos abdominaux restent contractés pendant la durée de l'exercice, vous pouvez faire les mêmes mouvements en ajoutant l'autre jambe.

Ramenez d'abord un genou vers vous en expirant, puis inspirez pour stabiliser la position. À l'expiration, ramenez le second genou vers vous en contrôlant le mouvement. Inspirez en gardant la contraction abdominale et la position stable puis, à l'expiration, reposez la première jambe levée au sol, puis la seconde.

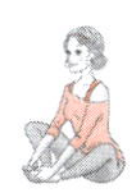

Le relevé des jambes sur le côté

Cet exercice a pour principal objet de renforcer tous les muscles situés autour de la taille : les obliques et aussi des muscles moins connus situés dans le bas du dos et dans les hanches. Bonne nouvelle, il tonifie également l'intérieur et l'extérieur des cuisses ainsi que les fesses. Tout ce qu'il nous faut !

Position de départ

Allongez-vous sur le côté gauche, tête posée sur le bras gauche tendu au sol, main droite posée au sol pour stabiliser le bassin. Les jambes sont tendues dans le prolongement du tronc, pieds pointés.

Ce que je dois faire

1. Inspirez lentement en rentrant légèrement le ventre.
2. À l'expiration, soulevez les jambes jointes en direction du ciel, en fléchissant la colonne vertébrale sur le côté.
3. À l'inspiration, abaissez les jambes sans toucher le sol, puis recommencez.

Combien de fois ?

Faites entre 5 et 10 répétitions pour chaque côté.

Astuce pour bien profiter de cette posture

Cet exercice est plus difficile qu'il n'y paraît. Certaines personnes peuvent être plus à l'aise et plus stables en faisant l'exercice avec le bras d'appui fléchi et la nuque posée dans la main. N'hésitez donc pas à essayer cette variante, qui pourra vous aider à mieux réaliser ce mouvement.

Ce que je dois vérifier

- ✔ Le haut du corps ne bouge pas pendant tout l'exercice, ce qui implique que votre ceinture abdominale soit bien verrouillée. Au début, ne levez pas les jambes trop haut pour bien ressentir le mouvement.
- ✔ Pour éviter que le corps ne bascule vers l'avant ou l'arrière lorsque vous montez les jambes, veillez à conserver un bon alignement en gardant les abdominaux et les fesses bien contractés pendant l'exercice.
- ✔ Veillez à garder les jambes jointes lorsque vous les levez.
- ✔ Si vous placez un coussin entre le bras et la tête, cela peut vous aider à stabiliser le haut du corps.

Ce que je dois ressentir

- ➢ Un travail global des muscles abdominaux obliques, des fessiers et des jambes.
- ➢ Lorsque vous levez les jambes, vous devez sentir que le petit espace entre la taille et le sol disparaît.

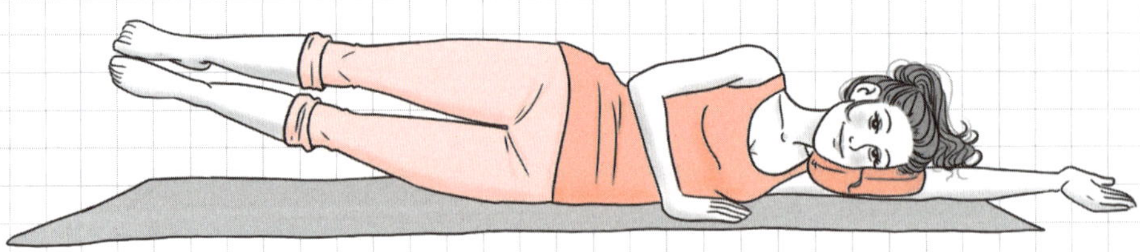

L'élévation d'une jambe sur le côté

Cet exercice ressemble au précédent, sauf que le but est ici de renforcer les muscles situés dans les hanches et à l'intérieur des cuisses (les adducteurs). Et même si l'exercice se fait en position allongée, il est assez difficile !

Position de départ

Allongez-vous sur le côté gauche, jambes tendues et jointes, pieds pointés, tête posée sur le bras gauche tendu au sol. Posez la main droite au sol pour stabiliser le bassin. Contractez les abdominaux et les fessiers, et levez la jambe droite à la hauteur de la hanche en la gardant tendue.

Ce que je dois faire

1. Inspirez et, à l'expiration, contractez fortement les abdominaux et les fessiers. Levez ensuite la jambe gauche en la gardant tendue jusqu'à ce qu'elle touche la jambe droite.
2. À l'inspiration, descendez lentement la jambe gauche jusqu'à ce qu'elle frôle le sol, en gardant l'engagement des abdominaux et des fessiers.
3. Recommencez immédiatement.

Combien de fois ? Faites entre 5 et 10 répétitions pour chaque jambe.

Ce que je dois vérifier

- ✔ Contractez les muscles de vos jambes et de vos fessiers pendant tout l'exercice afin que votre corps reste bien aligné.
- ✔ La jambe qui est levée à hauteur de la hanche reste immobile pendant tout l'exercice.
- ✔ Le fait de placer un coussin entre le bras et la tête peut aider à stabiliser le haut du corps.
- ✔ Imaginez que vos jambes sont les bras d'un compas et que seul le bras du dessous bouge en se rapprochant de l'autre bras, qui reste immobile.

Astuce pour bien profiter de cette posture

Comme pour l'exercice précédent, vous pouvez être plus à l'aise et aussi plus stable en faisant l'exercice avec le bras d'appui fléchi et la nuque posée dans la main. Si vous manquez de stabilité malgré tout, essayez de faire l'exercice en avançant un peu les jambes vers l'avant afin d'éviter que le bas du dos ne se creuse.

Ce que je dois ressentir

- ➢ Une sollicitation des muscles obliques.
- ➢ Un échauffement des muscles des fesses et des jambes (quadriceps pour la jambe du haut et adducteurs pour la jambe du bas).

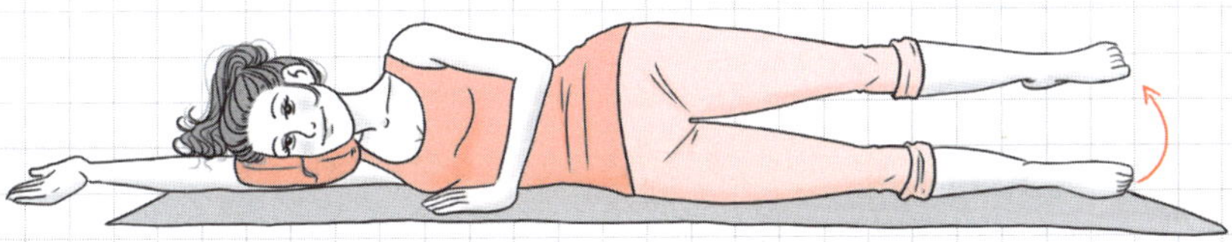

La rotation de la colonne vertébrale allongée sur le dos

Ce mouvement permet d'apprendre à pivoter le bassin et le bas du tronc sans creuser le bas du dos. Il assouplit la colonne vertébrale et, en même temps, il sollicite tous les muscles abdominaux, plus précisément les muscles obliques.

Position de départ

Allongez-vous sur le dos, bras le long du corps ou légèrement écartés, paumes des mains au sol, jambes fléchies à 90° (comme si elles étaient posées sur une table basse). Les jambes sont jointes et les pieds sont pointés.

Ce que je dois faire

1. Inspirez lentement en rentrant légèrement le ventre.
2. À l'expiration, contractez fortement les abdominaux et dirigez doucement le pubis vers l'avant pour que le bassin passe en légère position de rétroversion.
3. À l'inspiration, basculez lentement les jambes sur le côté droit, en les gardant jointes et fléchies, sans décoller les épaules du sol.
4. À l'expiration, ramenez lentement les jambes au centre, en contrôlant le mouvement.
5. À l'inspiration, basculez lentement les jambes sur le côté gauche.
6. À l'expiration, ramenez lentement les jambes au centre.

Combien de fois ?

Faites 10 répétitions.

Ce que je dois vérifier

✔ Vos épaules ne décollent pas du sol.
✔ Vos pieds et vos genoux restent joints et alignés pendant tout l'exercice.
✔ Vos cuisses et vos hanches gardent un angle de 90° pendant tout l'exercice.

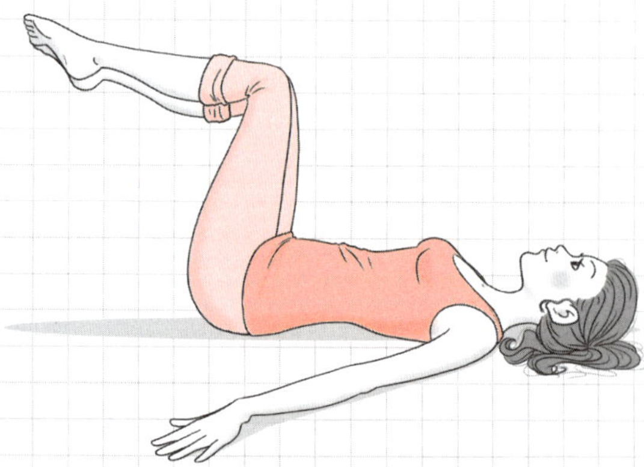

Ce que je dois ressentir

➢ Un engagement profond de tous les muscles abdominaux et dorsaux.
➢ Un travail des muscles des jambes.

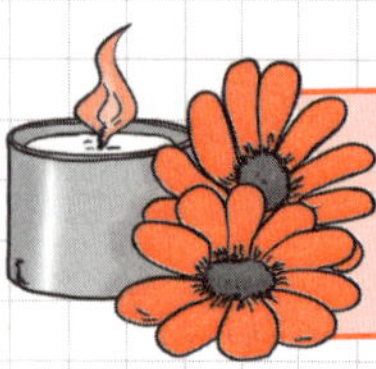

Pour aller plus loin…
Imaginez que vos jambes sont un gouvernail qu'on tourne lentement dans un sens et dans l'autre. Pour vous assurer que vos genoux restent joints et à la même hauteur pendant tout l'exercice, placez un coussin fin (ou une petite serviette pliée) entre vos genoux… et faites l'exercice sans le faire tomber !

Le relevé de buste avec rotation

Cet exercice a pour objet de contrôler le mouvement de la colonne vertébrale tout en gardant le bassin stable. Il affine aussi la taille, car il renforce les muscles abdominaux obliques.

Position de départ

Allongez-vous sur le dos, jambes fléchies, pieds posés à plat au sol et écartés de la largeur du bassin. Entrelacez les doigts derrière la tête, baissez légèrement le menton (pour allonger la nuque) et écartez les coudes.

Ce que je dois faire

1. Inspirez lentement en rentrant légèrement le ventre.
2. À l'expiration, contractez fortement les abdominaux, puis enroulez lentement la tête et le haut du dos jusqu'à ce que les omoplates décollent du sol. Laissez vos lombaires s'enfoncer dans le sol.
3. Inspirez et maintenez la position sans relâcher le ventre.
4. À l'expiration, pivotez légèrement le buste vers la gauche comme si vous vouliez rapprocher votre coude droit de votre genou gauche.
5. À l'inspiration, revenez lentement au centre.
6. À l'expiration, pivotez le buste du côté droit.
7. À l'inspiration, revenez lentement au centre.

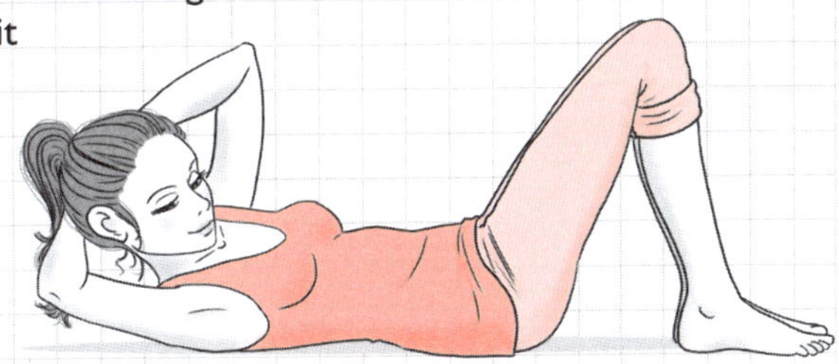

Combien de fois ? Faites 10 répétitions en tout (5 de chaque côté). Sur la dernière répétition, une fois revenue au centre, contractez une dernière fois vos abdominaux fortement et déroulez lentement le haut de votre dos, en expirant, pour déposer votre tête au sol.

L'erreur à ne pas faire

Ce n'est pas parce que vous avez terminé le nombre de répétitions qu'il faut vous arrêter tout net ! Prenez le temps de revenir en position initiale à la fin de chaque exercice. Savourez les bienfaits des mouvements que vous venez d'effecteur jusqu'au bout avant de passer à l'exercice suivant.

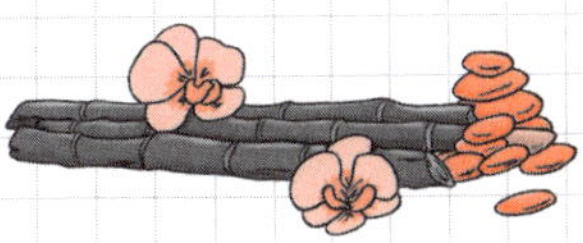

Ce que je dois vérifier

- ✔ Synchronisez bien votre respiration à chaque mouvement.
- ✔ Évitez de tirer sur votre tête et de trop baisser le menton (gardez une distance de la taille d'un œuf entre votre menton et votre sternum). Gardez les coudes écartés.

Ce que je dois ressentir

- ➢ Un engagement de tous les muscles abdominaux et dorsaux.
- ➢ Un travail profond des muscles obliques.

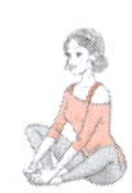

L'extension du dos sur le ventre

Cette flexion de la colonne vertébrale vers l'arrière assouplit la colonne vertébrale tout en tonifiant les muscles du milieu et du haut du dos… tout comme les abdominaux !

Position de départ

Allongez-vous sur le ventre, front (ou menton) au sol, bras reposant le long du corps, paumes des mains contre les cuisses. Les jambes sont serrées et tendues. Les pieds sont pointés.

Ce que je dois faire

1. Inspirez lentement en rentrant légèrement le ventre et allongez la colonne vertébrale.
2. À l'expiration, relevez la tête, puis le haut du buste en contractant les fessiers et les jambes.
3. Gardez les mains collées aux cuisses et dirigez les épaules vers l'arrière en essayant de rapprocher les omoplates l'une de l'autre et de les diriger vers le bas. Votre tête se trouve dans le prolongement de votre dos.
4. À l'inspiration, abaissez lentement le buste pour revenir à la position initiale.

Combien de fois ?

Faites 10 répétitions.

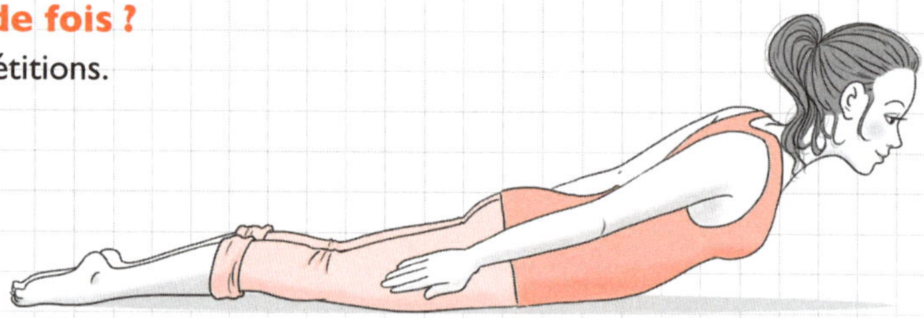

Ce que je dois vérifier

✔ Veillez à garder le cou allongé pendant tout l'exercice.
✔ Lorsque vous soulevez la tête et le haut du dos, pensez à la direction « vers l'avant et vers le haut » afin de bien étirer votre colonne vertébrale. Ouvrez largement la poitrine et dirigez vos épaules vers l'arrière.
✔ Vos jambes et vos fessiers restent bien contractés et ancrés dans le sol pendant tout l'exercice.

Ce que je dois ressentir

➢ Un travail complet des muscles abdominaux et dorsaux.
➢ Un étirement de la colonne vertébrale.

Pour aller plus loin…
Si vous sentez que vous maîtrisez parfaitement cet exercice, vous pouvez le faire en ajoutant certains mouvements des bras. Lorsque vous avez relevé la tête, inspirez sans relâcher le ventre et ouvrez les bras sur les côtés, paumes des mains vers le sol. Ensuite, ramenez-les vers l'avant en les gardant à la hauteur des épaules, jusqu'à ce qu'ils soient dans le prolongement des épaules. À l'expiration, faites le mouvement inverse pour ramener les bras sur les cuisses.

Le chat qui s'étire

Ce mouvement, très souvent pratiqué en yoga, aide à prendre conscience de la mobilité de la colonne vertébrale et développe la proprioception (voir l'encadré ci-contre). Il permet également d'améliorer le travail de synchronisation de la respiration et du mouvement.

C'est quoi, la proprioception ?
Il s'agit de la faculté naturelle du cerveau à détecter et à adapter les mouvements de notre corps dans l'espace grâce à de minuscules récepteurs proprioceptifs situés dans notre peau, nos muscles, nos tendons, nos articulations... Pour simplifier, les informations proprioceptives nous permettent, par exemple, de descendre un escalier sans tomber, de marcher sur un terrain escarpé sans nous tordre la cheville... Pour développer la sensibilité proprioceptive, il existe de nombreux exercices qui font travailler l'équilibre ou la capacité à ressentir et à percevoir chaque petit mouvement de nos membres, de nos muscles ou de nos articulations...

Position de départ

Mettez-vous à quatre pattes, mains et genoux dans l'axe des épaules et des hanches, dos et bassin en position neutre. La tête se trouve dans le prolongement de la colonne vertébrale, et le regard est tourné vers le sol.

Ce que je dois faire

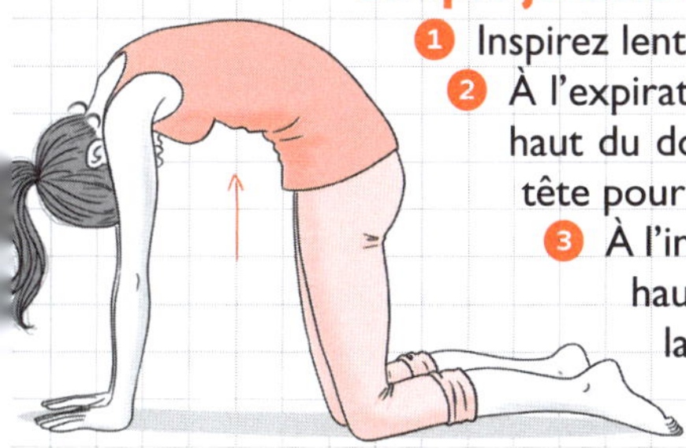

1. Inspirez lentement en rentrant légèrement le ventre.
2. À l'expiration, arrondissez le bas du dos, puis le milieu du dos, puis le haut du dos et, lorsque vous arrivez à la nuque, baissez lentement la tête pour regarder vos cuisses.
3. À l'inspiration, creusez le bas du dos, puis le milieu du dos, puis le haut du dos ; lorsque vous arrivez à la nuque, levez légèrement la tête pour regarder devant vous.
4. Recommencez sans faire de pause, en prenant tout votre temps.

Combien de fois ?

Faites 5 répétitions.

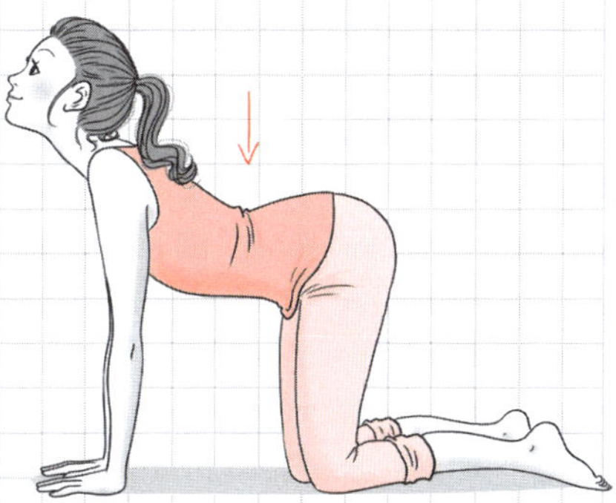

Ce que je dois vérifier

- ✔ Le poids de votre corps est bien réparti sur vos mains et vos genoux.
- ✔ Lorsque vous arrondissez le haut du dos, poussez sur vos mains pour intensifier la montée du haut du dos et contractez vos abdominaux.
- ✔ Lorsque vous creusez le haut du dos, ouvrez la poitrine et rapprochez vos omoplates l'une de l'autre.

Ce que je dois ressentir

- ➢ Vous devez sentir vos vertèbres s'articuler une par une, comme si votre colonne vertébrale était une vague qui monte et qui descend.
- ➢ Essayez de rester bien concentrée et de visualiser le mouvement de vos vertèbres.

Je me relaxe

Dans cet exercice, vous devez vous relaxer complètement et relâcher toutes les tensions que vous pourrez ressentir. Vous n'utiliserez donc pas la respiration thoracique mais la respiration ventrale. N'hésitez pas à vous accorder ce moment de pause et de détente profonde au début et à la fin de chaque séance. Ce mouvement issu du yoga chasse le stress tout en étirant le dos en douceur mais en profondeur… alors ne vous en privez pas !

La posture de l'enfant

Position de départ

Mettez-vous à quatre pattes, mains et genoux dans l'axe des épaules et des hanches, tête dans le prolongement de la colonne vertébrale, regard tourné vers le sol. Le dos est en position neutre : ni cambré ni arrondi.

Ce que je dois faire

1. Inspirez et, à l'expiration, sans bouger les mains, poussez les fesses vers l'arrière pour venir les poser sur les talons. Votre buste est en contact avec vos cuisses.
2. Déposez le front au sol et prenez conscience de l'étirement de votre dos. Gardez cette position le temps de 3 à 5 respirations lentes et profondes, en essayant de sentir votre souffle parcourir votre dos à chaque expiration.
3. Inspirez lentement et profondément ; à l'expiration suivante, ramenez vos bras le long du corps, paumes des mains vers le ciel.
4. Gardez la posture le temps de 3 à 5 respirations avant de vous redresser doucement en déroulant votre dos, vertèbre après vertèbre. Alors, détendue ?

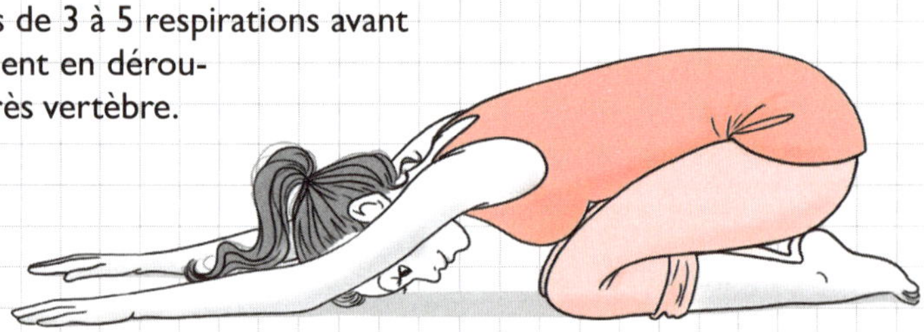

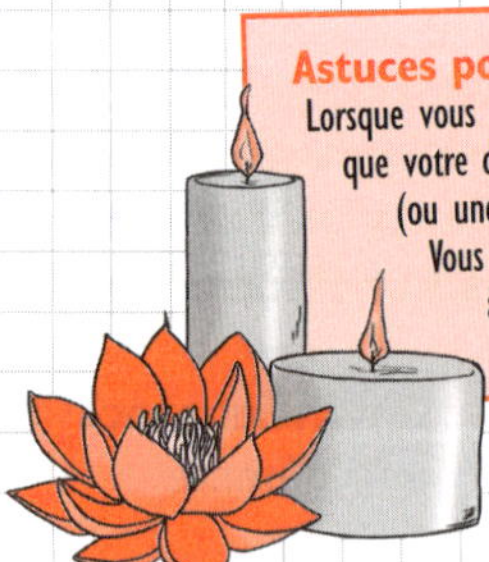

Astuces pour bien profiter de cette posture

Lorsque vous amenez vos fesses vers l'arrière pour les poser sur les talons, vos mains ne doivent pas bouger pour que votre dos s'étire. Si vous ne parvenez pas à poser vos fesses sur les talons, n'hésitez pas à placer un coussin (ou une serviette pliée) entre vos fesses et vos talons.

Vous devez être installée confortablement pour profiter des bienfaits de cette posture, alors n'hésitez pas à écarter un peu les cuisses si vous êtes plus à l'aise ainsi. Pensez à bien relâcher votre cou et vos épaules. Et si vous en ressentez le besoin, placez un coussin fin sous votre front.

J'organise mon programme Pilates

Pour progresser, il faut pratiquer. Donc or-ga-ni-sez-vous ! Quel que soit votre profil, planifiez vos séances sur votre agenda électronique, votre calendrier du bureau ou de la maison… Sachez que plusieurs séances courtes valent mieux qu'une seule de longue durée !

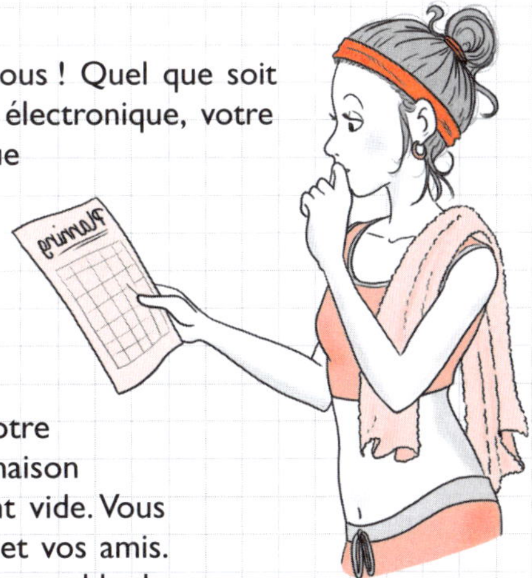

Profil 1 : je suis overbookée mais organisée

Vous êtes du genre à arriver au bureau la première, votre travail est toujours rendu à temps, le réfrigérateur à la maison est toujours plein et le panier à linge familial, souvent vide. Vous parvenez à partager des moments avec votre famille et vos amis. Vous êtes très occupée mais hyper bien organisée, donc capable de gérer les priorités de votre emploi du temps et d'apprendre à déléguer, par exemple…

Votre ordonnance Pilates : 3 séances de 20 minutes par semaine, à planifier le matin ou le soir… ou bien, organisée comme vous êtes, à l'heure du déjeuner au bureau ! Et un week-end sur deux, 1 séance de 30 minutes en plus.

Profil 2 : je n'ai pas de temps pour moi

Vous vous réveillez fatiguée tous les matins, vous êtes souvent en retard, il vous arrive régulièrement d'oublier un rendez-vous ou une course à faire. Votre famille est la priorité de votre vie, au point que vous ne prenez jamais de temps pour vous. Le fait de commencer à pratiquer le Pilates sera l'occasion idéale pour (ré)organiser votre quotidien et pour prendre soin de vous ! D'ailleurs, vos proches seront certainement heureux de vous voir le faire.

Votre ordonnance Pilates : 2 séances de 30 minutes par semaine, auxquelles vous vous interdirez de déroger. Essayez de les planifier à des moments où vous serez seule (sans chéri et sans enfants…). Et un week-end sur deux, 1 séance de 30 minutes en plus.

Profil 3 : ma vie est « imprévisible »

Vous acceptez systématiquement toutes les invitations de vos amis (même à la dernière minute) pour aller dîner, boire un verre ou danser toute la nuit. Votre sommeil est perturbé car vous vous couchez et vous levez à des heures irrégulières. Vous avez du mal à prévoir quoi que ce soit à l'avance car vous vivez au jour le jour et vous aimez ça ! Le Pilates vous aidera certainement à réguler un peu votre vie et… votre sommeil.

Votre ordonnance Pilates : 6 séances de 15 minutes par semaine, à planifier si possible à la même heure, pour vous créer un vrai rituel quotidien de bien-être et de détente.

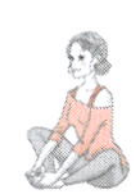

Test : avez-vous bien intégré les exercices de base ?

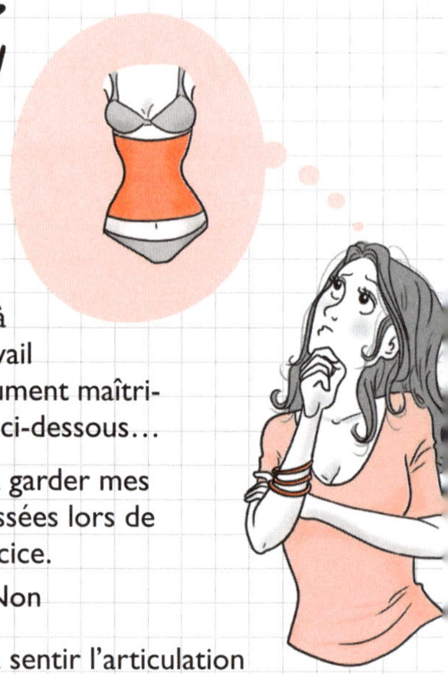

À ce stade, vous connaissez les exigences de la méthode et vous devez avoir assimilé les mécanismes qui entrent en action à chaque mouvement. Avant de commencer les exercices de travail au sol du programme élaboré par Joe Pilates, vous devez absolument maîtriser les exercices de base. Répondez franchement aux questions ci-dessous…

- Je maîtrise la respiration Pilates en dehors des exercices et pendant ces derniers.
  ☐ Oui ☐ Non
- Je sais positionner facilement mon corps dans l'alignement idéal.
  ☐ Oui ☐ Non
- Je sais facilement positionner mon bassin en position neutre.
  ☐ Oui ☐ Non
- Je parviens à contracter mon ventre et mes abdos à l'inspiration pendant toute la durée d'un exercice.
  ☐ Oui ☐ Non
- Je parviens à « avaler » mon nombril à chaque expiration pendant toute la durée d'un exercice.
  ☐ Oui ☐ Non
- Je parviens à maintenir mon *powerhouse* stable lors de chaque exercice.
  ☐ Oui ☐ Non
- Je parviens à garder mes épaules abaissées lors de chaque exercice.
  ☐ Oui ☐ Non
- Je parviens à sentir l'articulation de chacune de mes vertèbres lorsque j'enroule ou déroule mon dos.
  ☐ Oui ☐ Non
- Je suis capable de répéter au moins 3 fois chaque exercice.
  ☐ Oui ☐ Non

Faites les comptes !

Oui	Non

Vous avez répondu oui à toutes les questions ?
Félicitations ! Vous êtes prête à passer à la vitesse supérieure…

Vous avez moins de 3 non ?
Continuez à pratiquer encore un peu les exercices de base… mais vous avez déjà bien progressé. Bravo !

Vous avez répondu non à plus de 3 questions ?
Entraînez-vous encore un peu pour améliorer vos faiblesses et renforcer vos points forts.

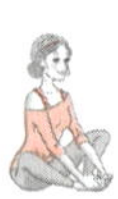

Chapitre 3

Je débute : je prends conscience de ma ceinture abdominale et de mon dos

C'est parti ! Maintenant que vous savez vous positionner, respirer et bouger « façon Pilates », il est temps d'entrer dans la cour des grandes… débutantes ! Vous ne constatez pas encore d'amélioration au niveau de votre silhouette ? Soyez patiente, ça va vite venir… Néanmoins, à ce stade, vous devez déjà ressentir quelques changements au niveau de votre posture, de votre musculature profonde, de votre façon de bouger…

Dans ce chapitre, vous allez entrer dans la « vraie » pratique et réaliser les exercices de la première série du programme de Pilates, le « mat 1 » (*mat* signifie « tapis », en anglais). Maintenant, ça va commencer à chauffer, à trembloter et à brûler un peu…

Dans la mesure du possible, essayez de faire les exercices dans l'ordre indiqué pour respecter la logique du programme. Chaque exercice préparant au suivant, comme chaque série préparant à la suivante, ne brûlez pas les étapes ! C'est la meilleure façon de progresser sans vous blesser et d'obtenir des résultats visibles. Surtout, n'oubliez pas de prendre votre temps lors des exercices. La pratique du Pilates est assez exigeante, mais vos séances doivent rester agréables !

Les bons réflexes au quotidien

Vous l'avez compris, le Pilates, c'est du sérieux, et la pratique requiert une certaine concentration pendant les séances. Mais, dès lors que vous n'êtes pas sur votre tapis, rien ne vous empêche de pratiquer « à la coule » et/ou en vous amusant ! Lancez-vous des petits challenges tous les jours en vous inspirant des principes du Pilates. Profitez-en pour titiller vos muscles, tester votre sens de l'équilibre, vérifier que vous pouvez chalouper du bassin comme Madonna… Essayez, vous vous prendrez vite au jeu !

Petits challenges Pilates

Dans mon lit

Allongée sur le dos, sans oreiller, fléchissez les jambes et placez votre bassin en position neutre, puis faites 5 relevés de bassin, en contrôlant le mouvement et en le synchronisant avec votre respiration, bien sûr.

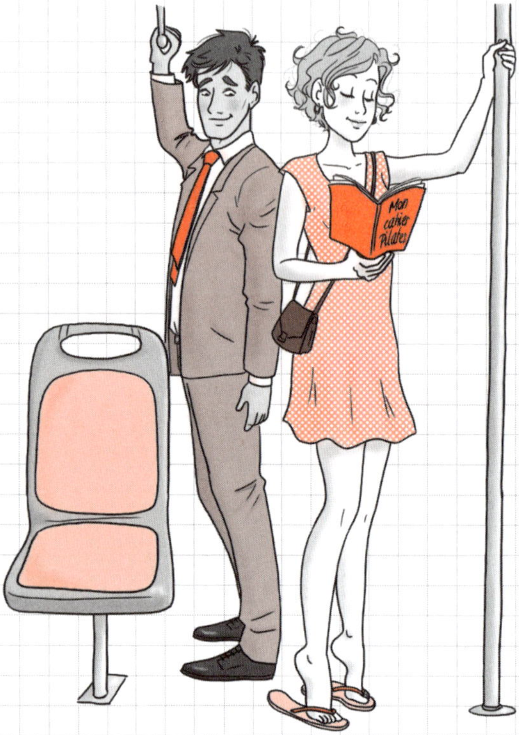

Dans le bus ou le métro

Plutôt que de vous asseoir… restez debout ! Écartez légèrement les jambes, adoptez l'alignement idéal et contractez les abdos et les fessiers. Gardez l'équilibre pendant le voyage et stimulez votre capacité de concentration en essayant d'anticiper les freinages et les démarrages au cours de votre trajet.

Dans la salle de bains

Brossez-vous les dents le dos collé au mur en gardant l'alignement idéal (l'arrière de la tête est donc en contact avec le mur). Seul le bras qui tient la brosse bouge. Pas évident, n'est-ce pas ?

Dans la voiture

Au feu rouge, mains sur le volant, vérifiez que votre dos est droit, puis hissez votre tête vers le haut, abaissez vos épaules et rapprochez vos omoplates l'une de l'autre tout en les dirigeant vers le bas. C'est trop facile ? Continuez à respirer façon Pilates en pensant au ventre plat que vous allez bientôt obtenir…

Au bureau

Assise, tête et dos bien droits, pieds à plat au sol, réalisez quelques torsions de la colonne vertébrale en pivotant lentement votre buste vers la droite comme si vous vouliez regarder derrière votre épaule. Revenez lentement et recommencez à gauche. Vos hanches restent de face, bien sûr !

Dans les escaliers

Montez les escaliers en inspirant, le ventre légèrement rentré, sur 3 marches, et en expirant avec les abdominaux fortement contractés sur 4 marches. Profitez-en pour essayer de garder votre bassin stable et de prendre conscience que le mouvement de vos jambes part de la hanche à chaque montée de marche.

Dans la cuisine

Si vous n'êtes pas encore passée aux « 5 fruits et légumes par jour », c'est le moment de vous y mettre. Lavez, pelez et coupez vos fruits et vos légumes sur la pointe des pieds. Vous n'y arrivez pas ? C'est que votre *powerhouse* n'est pas encore en béton ! Persévérez, et lorsque vous reposez les pieds pour faire des pauses, faites-le lentement, en contrôlant le mouvement.

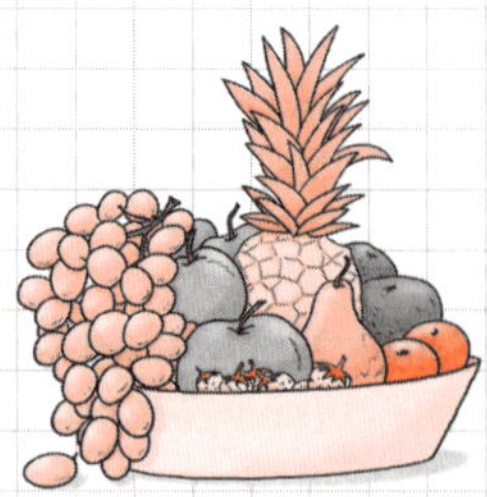

Je réveille mes muscles abdominaux et dorsaux

Cette première série d'exercices, qui est destinée aux débutants, met l'accent sur l'activation des muscles abdominaux et dorsaux. Elle va vous permettre de travailler différentes zones musculaires, ensemble et séparément.

Commencez par une séance de 40 minutes, décomposée comme suit :

- ✔ échauffement express (voir p. 11) → 3 minutes ;
- ✔ posture de l'enfant (voir p. 26) → 2 minutes ;
- ✔ tous les exercices préparatoires (voir p. 17 à 25), 2 de chaque → 15 minutes ;
- ✔ tous les exercices pour débuter (voir p. 31 à 41), 3 de chaque → 18 minutes ;
- ✔ posture de l'enfant (voir p. 26) → 2 minutes.

Lors de vos premières séances, prévoyez 5 à 10 minutes en plus afin de prendre le temps de bien lire les déroulés de chaque exercice avant de les exécuter. Plus vous pratiquerez régulièrement, plus vite vous les retiendrez.

La centaine

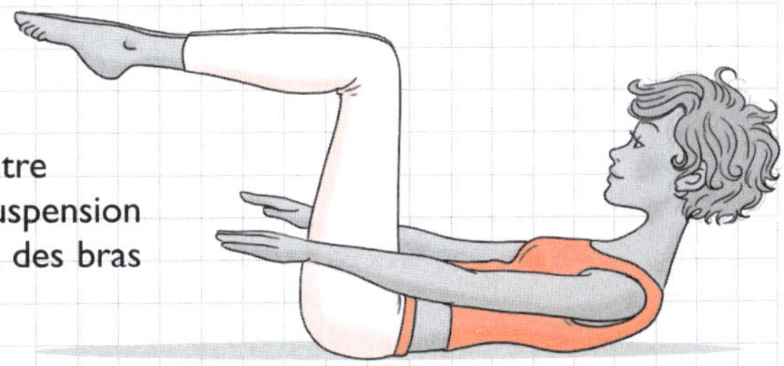

Cet exercice associe la stabilisation du centre du corps, l'effort de garder les jambes en suspension et des mouvements rapides et dynamiques des bras coordonnés avec la respiration.

Position de départ

Allongez-vous sur le dos, jambes fléchies à 90° (comme si elles étaient posées sur une table basse), bras le long du corps, paumes des mains au sol, pieds pointés.

Ce que je dois faire

1. Inspirez lentement en rentrant légèrement le ventre.
2. À l'expiration, rapprochez le nombril de la colonne vertébrale et enroulez lentement la tête, puis le haut du dos, de manière à décoller les omoplates du sol tandis que les lombaires se plaquent contre le tapis. Levez les bras tendus à hauteur des hanches, les paumes des mains tournées vers le sol.
3. À l'inspiration, exécutez 5 petits battements avec les bras (comme si vous tapiez sur un ballon de basket).
4. À l'expiration, exécutez 5 autres petits battements.

Combien de fois ?

Faites 10 respirations complètes (avec 5 battements à l'inspiration et 5 autres à l'expiration, soit 100 battements en tout, d'où le nom de l'exercice).

Ce que je dois vérifier

✔ Votre *powerhouse* est immobile et contracté pendant tout l'exercice.
✔ Votre menton est légèrement rentré afin d'éviter que la tête ne penche en arrière.

Ce que je dois ressentir

➢ Un travail de toute la sangle abdominale, ça doit chauffer !

Les cercles avec une jambe

L'exercice suivant sollicite plusieurs muscles de la hanche, qu'on sollicite peu dans la vie de tous les jours. Il est donc excellent pour assouplir cette région du corps, souvent raide et tendue.

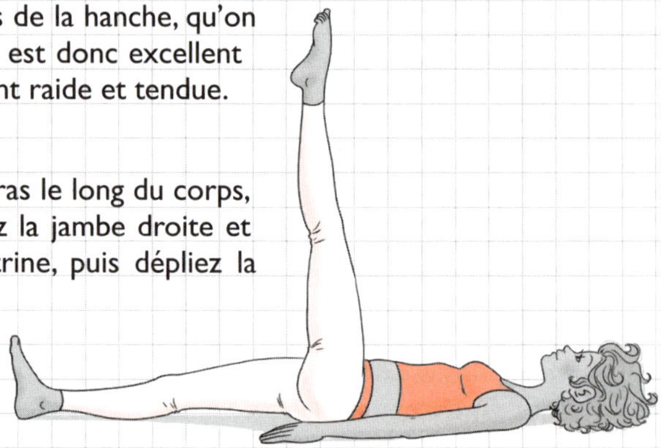

Position de départ

Allongez-vous sur le dos, jambes tendues, bras le long du corps, paumes des mains posées au sol. Fléchissez la jambe droite et ramenez le genou en direction de la poitrine, puis dépliez la jambe en direction du plafond de façon qu'elle soit perpendiculaire au sol. Pointez le pied droit et effectuez une légère rotation de la jambe vers la droite. Le pied gauche est en position flexe.

Ce que je dois faire

1. Inspirez lentement en rentrant légèrement le ventre.
2. À l'expiration, tout en contractant les abdominaux, dessinez lentement un demi-cercle vers la gauche avec votre jambe tendue, jusqu'à revenir à la position initiale.
3. À l'inspiration, dessinez un demi-cercle du côté droit et revenez à la position initiale.
4. Recommencez sans faire de pause.

Combien de fois ? Faites 10 cercles pour chaque jambe en alternant le sens des cercles.

Ce que je dois vérifier

✔ Votre respiration doit être bien synchronisée aux mouvements. Si ce n'est pas le cas, essayez d'inverser le rythme respiratoire en inspirant sur un demi-cercle et en expirant sur le suivant.
✔ Seule votre jambe bouge ; tout le reste de votre corps est immobile.
✔ Le mouvement de la jambe part de la hanche. Essayez de faire en sorte que votre bassin soit complètement immobile lorsque vous bougez la jambe.

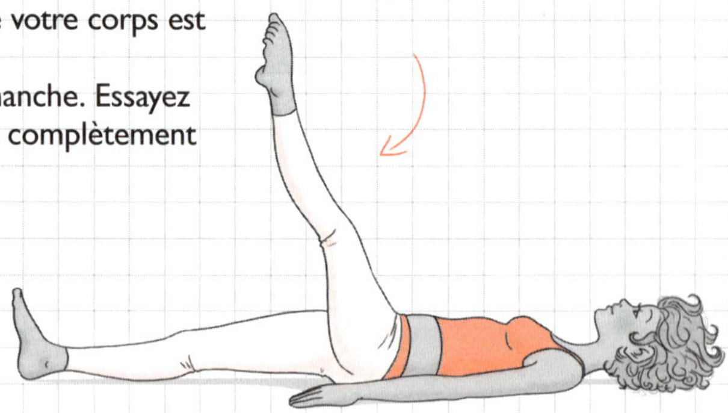

Ce que je dois ressentir

➢ Un engagement profond de tous les muscles du centre abdominal.
➢ Un travail des muscles des jambes.

L'extension d'une jambe

Cette série de mouvements met l'accent sur la stabilisation du centre abdominal. Les abdominaux interviennent de différentes façons pour garder le buste relevé, maintenir le bas du dos en contact avec le sol et conserver le ventre rentré.

Position de départ

Allongez-vous sur le dos, rentrez légèrement le menton et soulevez la tête et les épaules jusqu'à ce que les omoplates décollent du sol. Ramenez le genou droit vers la poitrine, et posez la main droite sur la cheville et la main gauche sur le genou. La jambe gauche est tendue et légèrement décollée du sol afin que le bas du dos reste en contact avec le tapis. Les pieds sont pointés.

Ce que je dois faire

1. Inspirez en rentrant légèrement le ventre et commencez à fléchir la jambe gauche et à tendre la jambe droite.
2. Expirez en contractant fortement les abdominaux et tendez la jambe droite au maximum. Simultanément, les mains viennent se poser sur la jambe gauche (main gauche sur la cheville et main droite sur le genou).
3. Recommencez sans faire de pause.

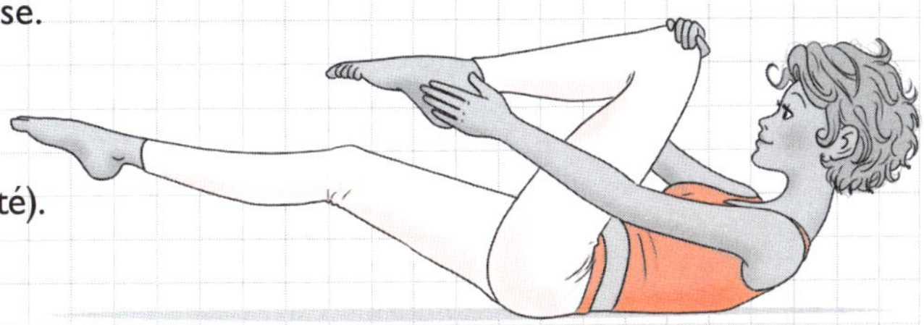

Combien de fois ?

Faites 10 répétitions (5 de chaque côté).

Ce que je dois vérifier

- ✔ Vos mouvements doivent être fluides et synchronisés avec la respiration. Si ce n'est pas le cas, n'hésitez pas à faire l'exercice en gardant la tête posée au sol lors de vos premières séances.
- ✔ Si vous avez du mal à coordonner les mouvements, faites l'exercice en posant les mains sur les genoux, coudes écartés.
- ✔ Vous pouvez aussi inspirer sur un changement de jambe et expirer sur le suivant si c'est plus simple pour vous.

Ce que je dois ressentir

- ➢ Un engagement profond de votre centre abdominal.
- ➢ Une sollicitation des muscles des jambes.
- ➢ Un effort de concentration et de coordination des mouvements et de la respiration.

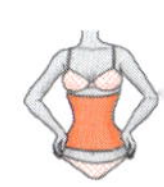

La double extension des jambes et des bras

Cet exercice nécessite un effort important des abdominaux pour assurer la stabilité du centre du corps, tandis que les bras et les jambes s'en éloignent.

Position de départ

Allongez-vous sur le dos, jambes jointes tendues et pieds pointés, bras reposant le long du corps, paumes des mains au sol. Fléchissez les jambes pour amener les genoux vers la poitrine. Rentrez légèrement le menton, puis soulevez la tête et les épaules jusqu'à ce que les omoplates décollent du sol. Posez les mains sur les tibias.

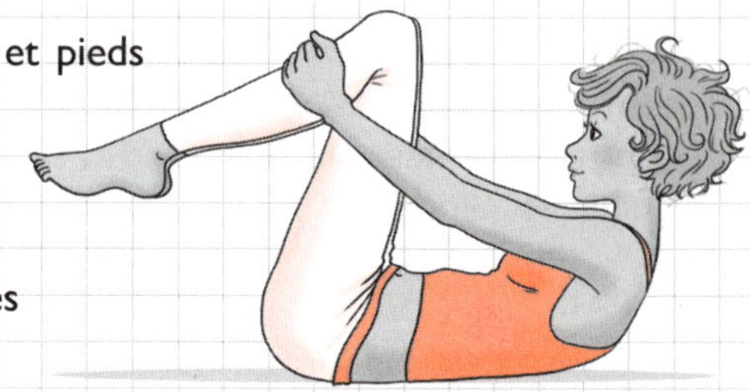

Ce que je dois faire

1. Inspirez en rentrant le ventre et tendez simultanément les bras vers l'arrière ainsi que les jambes vers l'avant à environ 45° du sol.
2. À l'expiration, contractez fortement les abdominaux et ramenez les jambes vers la poitrine en fléchissant les genoux. Simultanément, ramenez les bras vers l'avant en passant par les côtés et reposez les mains sur les tibias.
3. Recommencez.

Combien de fois ? Faites 10 répétitions.

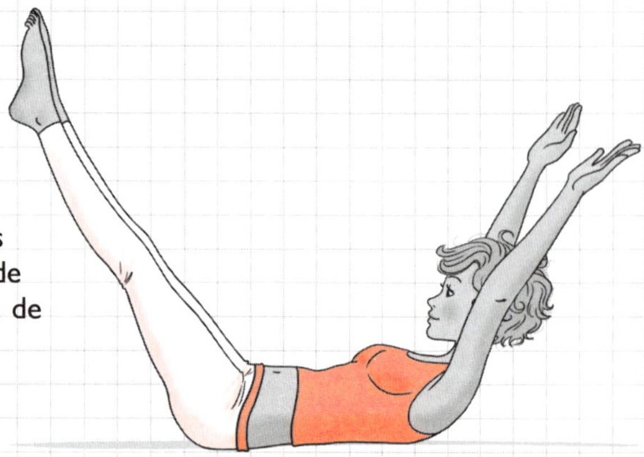

Ce que je dois vérifier

- ✔ Le bas du dos doit être en contact avec le sol pendant tout l'exercice. Si ce n'est pas le cas, ne baissez pas trop les jambes lors de l'extension, afin de réduire l'amplitude et de stabiliser le bassin au sol.
- ✔ Lors de l'extension des bras vers l'arrière, ayez l'intention de les allonger au maximum en les gardant bien tendus.
- ✔ Lors de l'extension des jambes, tendez-les bien, en pointant les pieds avec l'intention de les allonger au maximum. Si c'est trop difficile, fléchissez légèrement les jambes en gardant les pieds pointés lors de vos premières séances.
- ✔ Sentez que le mouvement des jambes part des hanches, et que celles-ci restent stables pendant tout l'exercice.

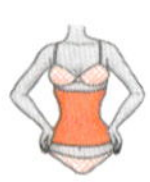

Ce que je dois ressentir

- ➢ Un engagement intense de tous les muscles abdominaux et des muscles des hanches.
- ➢ Un travail global des muscles des fesses, des jambes et des bras.

L'enroulement vers l'avant

L'exercice d'enroulement suivant sollicite fortement les abdominaux tout en étirant et en assouplissant la colonne vertébrale. Il permet également d'étirer les muscles du bas du dos et de l'arrière des jambes, les ischio-jambiers.

Position de départ

Allongez-vous sur le dos, jambes serrées et tendues, pieds en position flexe. Les bras sont placés en arrière dans le prolongement du corps, les paumes des mains tournées vers le ciel. La nuque est allongée et les épaules sont abaissées et détendues.

Ce que je dois faire

1. Inspirez lentement en rentrant légèrement le ventre et levez les bras vers le ciel pour qu'ils soient perpendiculaires au sol.
2. À l'expiration, contractez fortement les abdominaux, rentrez légèrement le menton et soulevez la tête ainsi que le haut du dos. Poursuivez l'enroulement de la colonne vertébrale en contrôlant le mouvement jusqu'à ce que les mains arrivent à la hauteur des pieds.
3. Inspirez sans relâcher le ventre.
4. À l'expiration, contractez les abdominaux et déroulez lentement le dos, vertèbre après vertèbre, jusqu'à revenir à la position initiale.
5. À l'inspiration, reposez lentement les bras derrière la tête en contrôlant le mouvement.
6. Recommencez en faisant une respiration complète après chaque série.

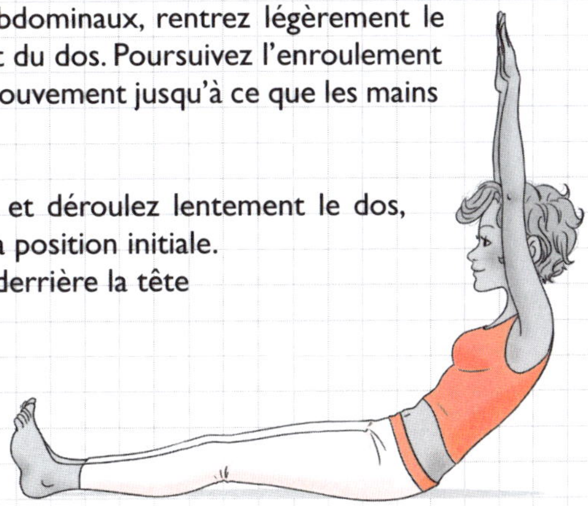

Combien de fois ? Faites 10 répétitions.

Ce que je dois vérifier

✔ Vos pieds et vos jambes ne doivent pas décoller du sol lors de la montée du buste. Si c'est le cas, essayez de faire l'exercice jambes légèrement fléchies, mais en gardant les pieds flexes.

✔ Votre enroulement doit être fluide. Si vous sentez que la montée du buste se fait de façon trop saccadée ou que vous bloquez à un moment, posez les mains sur vos cuisses afin de vous aider à terminer le mouvement.

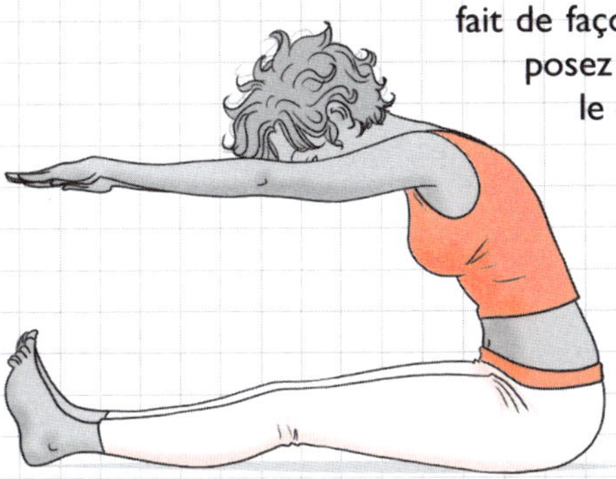

Ce que je dois ressentir

➢ Un travail au niveau des muscles abdominaux et dorsaux.

➢ Un étirement doux et efficace de la colonne vertébrale.

Le balancier

Voici un mouvement permettant de travailler la souplesse de la colonne vertébrale et les abdominaux. Ces derniers doivent rester contractés pour initier le mouvement de va-et-vient. L'exercice aide à prendre conscience de l'articulation de chaque vertèbre et améliore le sens de l'équilibre.

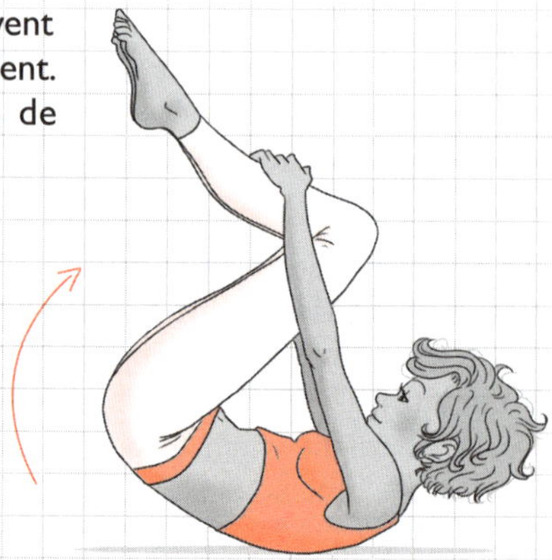

Position de départ

Assise, les jambes serrées et fléchies, ramenez les genoux contre la poitrine et attrapez les jambes au niveau des tibias. Rentrez le menton, rapprochez le front des genoux, puis basculez légèrement le poids du corps sur l'arrière des fesses de façon que les pieds se soulèvent. Maintenez-vous en équilibre dans cette position.

Ce que je dois faire

1. À l'inspiration, rentrez le ventre en laissant le corps basculer vers l'arrière jusqu'à ce que le haut du dos touche le sol.
2. À l'expiration, contractez les abdominaux en revenant vers l'avant jusqu'à la position de départ, mais sans reposer les pieds au sol.
3. Recommencez les bascules sans faire de pause.

Combien de fois ?

Faites 10 bascules en tout.

Ce que je dois vérifier

✔ Le mouvement de bascule doit être fluide et précis, comme celui d'un rocking-chair. Pour basculer plus facilement, vous pouvez placer les mains derrière les cuisses (juste sous les genoux) et bien écarter les coudes afin de gagner en stabilité.

✔ N'oubliez pas que vous effectuez la bascule grâce à l'arrondi de votre dos, en plus de la force de vos abdominaux. Ne redressez pas la tête et contractez bien les abdominaux pour accentuer la flexion du bas du dos.

Ce que je dois ressentir

➢ Vous devez sentir que vous basculez grâce à la force de vos abdominaux et non avec celle de vos épaules.

Les coups de pied avant-arrière

La difficulté ici est de garder le centre du corps stable, car la position couchée sur le côté réduit la surface d'appui corporel. Le challenge est accru par les battements de jambe, qui sollicitent les muscles abdominaux obliques et les muscles du bas du dos. Bien exécuté, cet exercice permet de tonifier l'extérieur des cuisses… Belles gambettes à la clé !

Position de départ

Allongez-vous sur le côté gauche, tête posée sur le bras gauche, main droite placée au sol pour stabiliser le bassin. Positionnez les jambes à environ 45° devant vous (afin d'être plus stable). Vos pieds sont en position flexe. En expirant, contractez les abdos et les fesses, puis levez la jambe droite à la hauteur de la hanche.

Ce que je dois faire

1. Inspirez lentement en rentrant légèrement le ventre et étirez la jambe droite tendue vers l'avant, comme si vous donniez un coup de pied (mais avec grâce !).
2. À l'expiration, contractez les abdos et ramenez la jambe tendue à la position initiale, puis étirez-la légèrement vers l'arrière.
3. Recommencez sans faire de pause.

Combien de fois ?

Faites 5 répétitions pour chaque jambe.

Ce que je dois vérifier

- ✔ Votre buste doit rester stable ; seule votre jambe bouge avec fluidité.
- ✔ Veillez à garder vos hanches de face et à ne pas cambrer votre dos. Pour cela, contractez les fesses et commencez par des petits coups de pied en privilégiant la stabilité du buste et la contraction abdominale, bien sûr !
- ✔ N'hésitez pas à placer un coussin fin (ou une serviette pliée) entre votre tête et votre bras pour plus de confort. Vous pouvez aussi faire l'exercice en prenant appui sur le bras fléchi pour plus de stabilité.

Ce que je dois ressentir

➢ Un travail global et profond des muscles abdominaux, des jambes et des fesses.

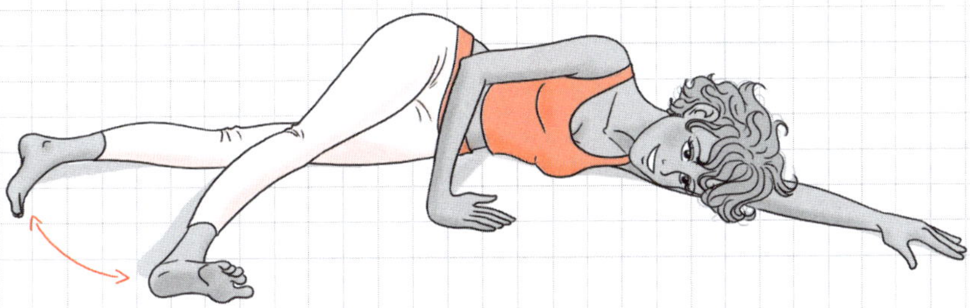

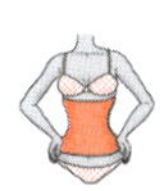

Enceinte, puis-je faire du Pilates ?

La réponse est oui, car la méthode Pilates est tout aussi idéale pour les femmes enceintes. Elle permet au corps de s'adapter en douceur aux changements liés à la grossesse tout en le préparant à l'accouchement. Et, bonne nouvelle, même celles qui n'ont jamais pratiqué peuvent s'y mettre ! Évidemment, certains exercices sont plus conseillés que d'autres, et certaines positions ne doivent plus être pratiquées à partir du quatrième mois, mais globalement, le Pilates est bénéfique tant mentalement que physiquement à la future maman comme au bébé.

Pourquoi c'est bien ?

Lors de la grossesse, les muscles abdominaux et le périnée sont étirés et s'affaiblissent sous le poids du bébé qui grandit : les exercices de Pilates, qui se concentrent justement sur les muscles du plancher pelvien et les muscles abdominaux profonds (les transverses), peuvent ainsi grandement aider à éviter tous ces problèmes.

Dès que le ventre commence à grossir, le dos de la future maman est souvent mis à rude épreuve avec une courbure lombaire qui s'accentue et peut même devenir douloureuse. Là aussi, le Pilates est bénéfique puisque l'approche est basée sur un renforcement des muscles posturaux, paravertébraux et fessiers. Dans le respect d'un bon alignement du corps, le dos est plus fort et protégé.

Quant aux problèmes de jambes lourdes que beaucoup de femmes rencontrent en milieu ou en fin de grossesse, de nombreux exercices peuvent les soulager tout en les tonifiant et en favorisant une meilleure circulation sanguine et veineuse.

Enfin, la respiration thoracique, effectuée lentement et profondément, favorise la détente et la prise de conscience du souffle, ainsi que le contrôle des émotions. Cet aspect est important pour garder le contrôle sur son corps, qui change au fil des mois, et pour faciliter le déroulement de l'accouchement.

Quelles précautions prendre ?

Dans tous les cas, vous devez impérativement avoir l'aval de votre médecin et de votre sage-femme. Si vous voulez pratiquer régulièrement, le mieux est de vous inscrire à un cours de Pilates prénatal. Autre option : vous offrir (ou vous faire offrir) quelques séances avec un coach privé spécialisé en Pilates pour femmes enceintes.

Ma séance de Pilates prénatal

Voici une série d'exercices que vous pouvez pratiquer tout au long de la grossesse, et même jusqu'au jour de l'accouchement si vous êtes en forme !

Je m'échauffe

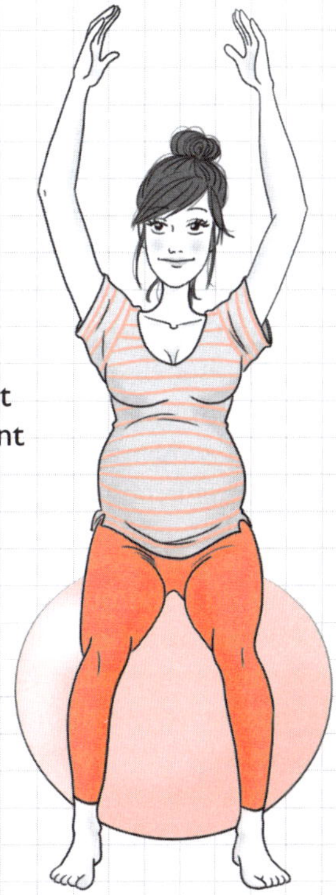

Idéal pour commencer la séance, cet exercice échauffe le dos, les épaules et les jambes, et les prépare aux exercices suivants. Il permet aussi de se relaxer et d'oxygéner les muscles.

Position de départ

Asseyez-vous sur votre gros ballon, tête et dos droits, mains posées sur les cuisses, jambes écartées de la largeur des hanches. Les épaules sont détendues et abaissées. Inspirez lentement et profondément, puis agrandissez-vous. Expirez et ouvrez légèrement les bras sur les côtés, paumes des mains vers l'avant.

Ce que je dois faire

1. Inspirez lentement et profondément en contractant légèrement le périnée et le ventre, puis élevez les bras au-dessus de votre tête.
2. À l'expiration, approfondissez la contraction du périnée et abaissez lentement les bras pour revenir à la position initiale.
3. Recommencez.

Combien de fois ? Faites entre 5 et 10 répétitions.

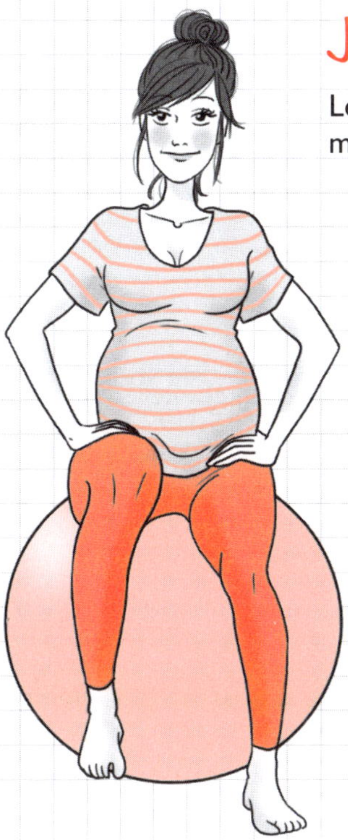

J'active mes abdominaux en douceur

Les mouvements suivants tonifient le périnée et renforcent les muscles abdominaux profonds (les transverses).

Position de départ

Asseyez-vous sur votre gros ballon, tête et dos droits, mains posées sur les cuisses (ou sur les hanches), jambes écartées de la largeur des hanches. Les épaules sont abaissées et détendues.

Ce que je dois faire

1. Inspirez en contractant légèrement le périnée et le ventre, puis agrandissez-vous.
2. À l'expiration, approfondissez la contraction du périnée, puis soulevez le pied droit en gardant la jambe fléchie à 90° tout en stabilisant le bassin.
3. Inspirez sans relâcher la contraction périnéale et abdominale, et reposez le pied au sol.
4. Recommencez avec l'autre jambe.

Combien de fois ? Faites 10 répétitions (5 pour chaque jambe).

Je tonifie mes jambes

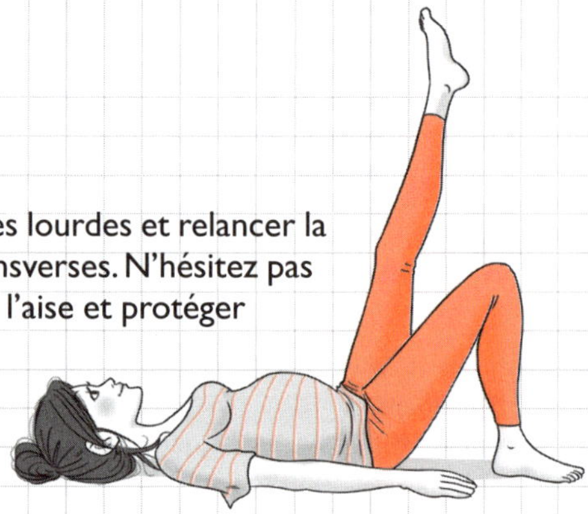

Ces mouvements sont excellents pour soulager les jambes lourdes et relancer la circulation sanguine tout en tonifiant le périnée et les transverses. N'hésitez pas à placer un coussin épais sous votre dos pour être plus à l'aise et protéger vos lombaires.

Position de départ

Allongez-vous confortablement sur le dos, bras reposant le long du corps (ou légèrement écartés), paumes des mains au sol, nuque et épaules détendues. Fléchissez la jambe droite et gardez la jambe gauche au sol.

Ce que je dois faire

1. Inspirez lentement et profondément en contractant légèrement le périnée et le ventre.
2. À l'expiration, approfondissez la contraction du périnée, puis levez la jambe gauche tendue sans dépasser un angle de 90°.
3. Inspirez sans relâcher la contraction périnéale et redescendez lentement la jambe en contrôlant le mouvement.
4. Recommencez.

Combien de fois ? Faites 5 répétitions pour chaque jambe.

Je renforce mon dos

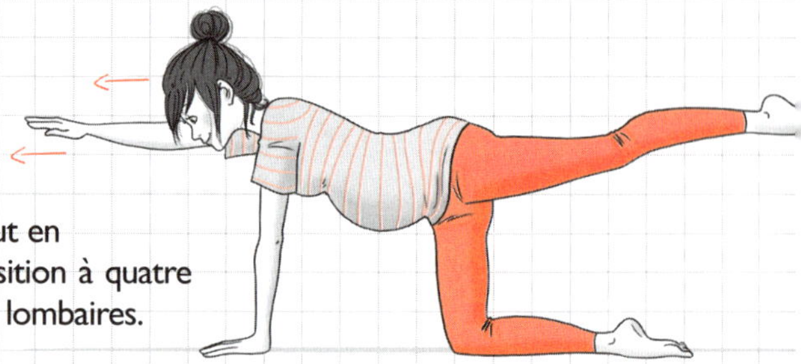

Cet exercice renforce les muscles abdominaux profonds et ceux situés autour de la colonne vertébrale. En prime, il étire le dos (qui en a bien besoin lors de la grossesse) tout en tonifiant la ceinture scapulaire. En plus, la position à quatre pattes est idéale car elle diminue les douleurs lombaires.

Position de départ

Mettez-vous à quatre pattes, mains et genoux dans l'axe des épaules et des hanches, tête dans le prolongement de la colonne vertébrale et regard dirigé vers le sol. Le dos est droit et le bassin se trouve en position neutre.

Ce que je dois faire

1. Inspirez lentement et profondément en contractant légèrement le périnée et le ventre. Simultanément, tendez le bras droit vers l'avant et la jambe gauche vers l'arrière en contractant les fessiers.
2. À l'expiration, approfondissez la contraction du périnée, puis revenez à la position initiale en contrôlant le mouvement.
3. Recommencez de l'autre côté.

Combien de fois ? Faites 5 répétitions de chaque côté.

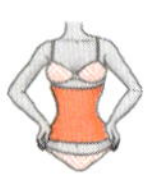

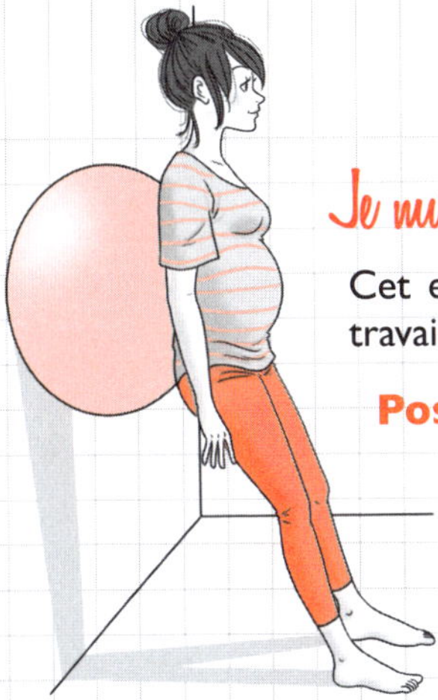

Je muscle mes cuisses

Cet exercice tonifie les cuisses tout en massant le dos. En prime, il fait travailler tous les muscles qui seront sollicités lors de l'accouchement.

Position de départ

Tenez-vous debout et calez le gros ballon entre le mur et le bas de votre dos. Avancez légèrement les pieds et écartez les jambes de la largeur des hanches. Les bras reposent le long du corps, les épaules sont abaissées et détendues.

Ce que je dois faire

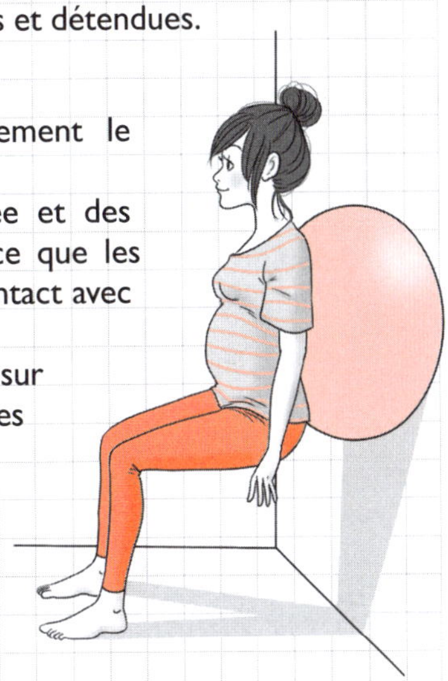

1. Inspirez en contractant légèrement le périnée et le ventre.
2. À l'expiration, approfondissez la contraction du périnée et des muscles transverses, puis fléchissez les jambes jusqu'à ce que les cuisses soient parallèles au sol. Gardez le dos droit en contact avec le ballon.
3. Inspirez en gardant la contraction du périnée, et pressez sur les talons pour remonter lentement, tout en contractant les fessiers, le dos bien droit.
4. Recommencez.

Combien de fois ? Faites 10 répétitions.

Je m'étire

Cet exercice détend le corps entier tout en étirant et en soulageant le dos et l'arrière des jambes. Pourtant, ne forcez pas sur les étirements car, lors de la grossesse, vos ligaments sont plus laxes et plus vulnérables… Le but est de vous relaxer, non d'accroître votre souplesse !

Position de départ

Asseyez-vous sur les ischions (les petits os situés sous les fesses), le dos droit, et écartez bien les jambes de chaque côté du ballon, puis placez les mains sur l'avant de celui-ci.

Ce que je dois faire

1. Inspirez en contractant légèrement le périnée et le ventre, et agrandissez-vous.
2. À l'expiration, faites rouler le ballon devant vous et enroulez lentement le dos vers l'avant jusqu'à sentir un étirement, qui doit rester confortable.
3. Inspirez bien puis, à l'expiration, faites rouler lentement le ballon vers la droite. Inspirez à nouveau et, à l'expiration, revenez au centre.
4. Inspirez encore et, à l'expiration, faites rouler le ballon vers la gauche. Inspirez et, à l'expiration, revenez au centre.

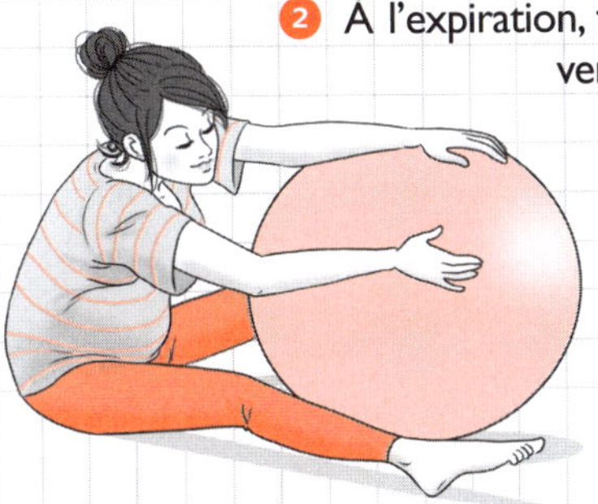

Combien de fois ? Faites 3 répétitions.

Chapitre 4

Je progresse : je renforce mes muscles en profondeur

Maintenant que vous êtes arrivée à ce chapitre, votre silhouette a dû commencer à changer, vous devez vous tenir plus droite, sentir que votre dos s'est assoupli et avoir pris l'habitude de rentrer le ventre dès que vous pouvez… Bravo ! Vous pouvez maintenant commencer les exercices de niveau intermédiaire, qui vont vous permettre de sculpter et d'allonger vos muscles tout en renforçant encore plus votre sangle abdominale.

Si vous ne parvenez pas encore à mettre en pratique tous les principes à la fois, ne vous inquiétez pas et poursuivez votre entraînement en faisant du mieux que vous pouvez. L'important est de vous faire plaisir et de constater les changements qui s'opèrent en vous. Le corps dont vous rêvez, c'est pour bientôt, alors continuez sur votre lancée !

La promesse de Joe

Souvenez-vous de Joe Pilates, qui affirmait : « Après dix séances, vous sentez la différence ; après vingt séances, vous voyez la différence ; après trente séances, vous aurez un corps tout neuf… » Conclusion ? Commencez tout de suite et entraînez-vous régulièrement. Si vous parvenez à vous entraîner trois fois par semaine, vous aurez le corps dont vous rêvez en moins de 3 mois ! Go, go, go les filles !

7 astuces pour rester motivée

Même quand les premiers résultats sont là, il n'est pas toujours facile de rester motivée. Certains jours, on y va à fond ; d'autres jours, on a simplement la flemme, pas envie ou pas le moral… Ces fluctuations de la motivation touchent tout le monde, même les meilleures !

Vous ratez une séance ? Dites-vous que ce n'est pas grave. Essayez simplement de faire un exercice ou deux les jours suivants, dès que vous avez 5 minutes. Pour votre cerveau et pour votre corps, bouger un petit peu, c'est toujours mieux que de ne rien faire du tout. Pour vous éviter de craquer, voici quelques « conseils » fort utiles. Optez pour ceux qui vont vous aider à ne rien lâcher et à aller au bout de votre programme !

La photo canon

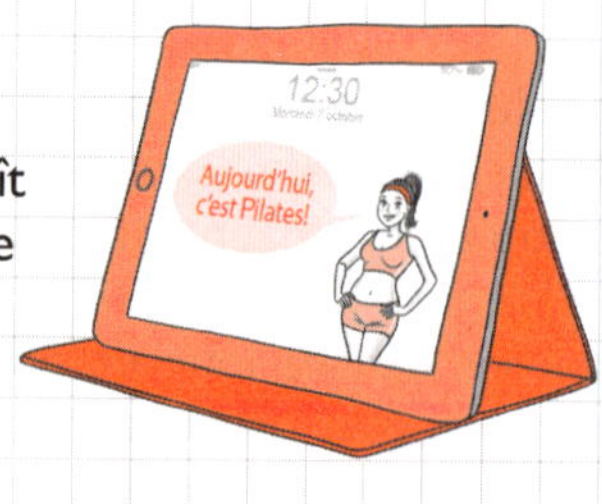

Choisissez une photo de vous sur laquelle votre silhouette vous plaît et affichez-la sur votre réfrigérateur, dans votre chambre, dans la salle de bains… ou encore sur la première page de ce cahier. Si vous êtes du genre hyperconnectée, pourquoi ne pas la mettre en fond d'écran de votre ordinateur ou de votre téléphone ?

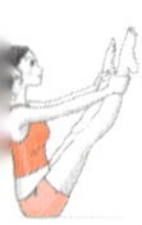

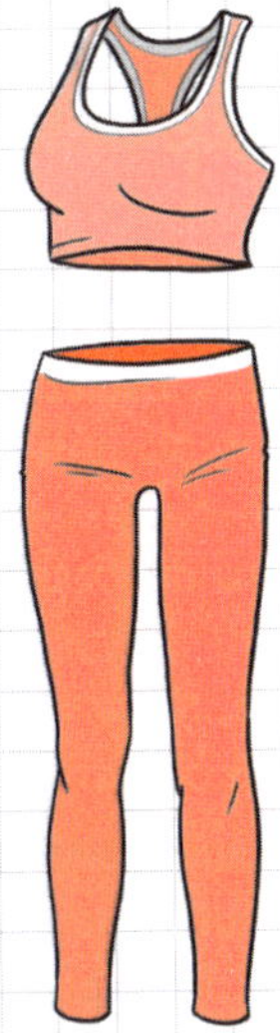

Votre tenue favorite (un poil trop petite)

On a toutes un jean fétiche ou une petite robe sexy dans lesquels on ne rentre plus mais qu'on ne peut se résoudre à donner ou à jeter. C'est l'occasion de ressortir votre vêtement favori et de le laisser dans un coin visible de votre penderie car, bientôt, vous pourrez rentrer dedans à nouveau (si, si !).

L'exemple des stars

Pensez à toutes les célébrités bien roulées qui ont obtenu un corps tonique, ferme et souple grâce au Pilates et en sont devenues accros : Madonna, Sarah Jessica Parker, Nicole Kidman, Jennifer Aniston, Uma Thurman… Sans oublier les actrices françaises : Virginie Ledoyen, Chiara Mastroiani, Carole Bouquet…

Une tenue coquette pour vous entraîner

Pour pratiquer le Pilates, offrez-vous une tenue qui vous met en valeur. Si votre budget est trop serré pour une panoplie complète, optez pour un haut au joli décolleté ou un legging de votre couleur préférée. Dans tous les cas, choisissez des vêtements que vous aurez envie de porter souvent… histoire de vous entraîner régulièrement !

Une bonne copine

Souvent, c'est mieux à deux… Avoir une amie avec qui pratiquer a bien des avantages : c'est l'occasion de se voir, de papoter, de se corriger mutuellement et, surtout, ça vous oblige à assurer les rendez-vous. Vous n'allez pas poser un lapin à votre copine, quand même !

Une ambiance cosy

Créez-vous une ambiance sympa. Trouvez l'endroit le plus approprié pour pratiquer sans être dérangée, préparez vos albums ou votre liste de chansons préférées, allumez une bougie parfumée ou optez pour des senteurs plus naturelles aux huiles essentielles. Selon votre humeur, la lavande relaxe, le pin et les agrumes vitalisent…

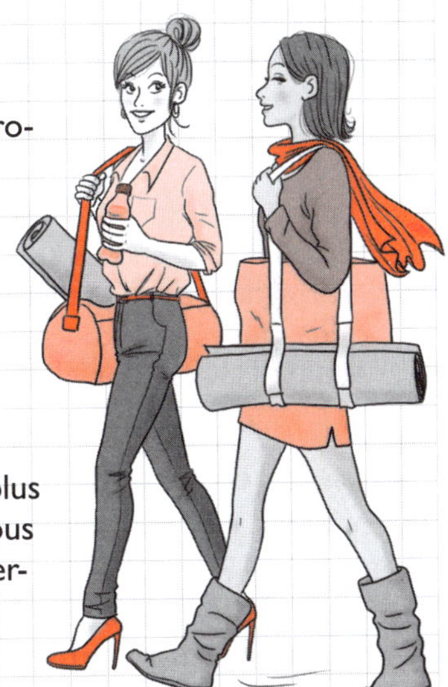

Un planning intelligent

Évidemment, s'entraîner le soir de la semaine où vous avez le plus de travail n'est pas forcément une bonne idée… Essayez de vous entraîner le matin, même si vous pensez être du soir, et inversement. N'hésitez pas non plus à planifier vos séances lors de pauses dans la journée pour trouver les moments pendant lesquels vous pratiquerez de façon agréable et efficace.

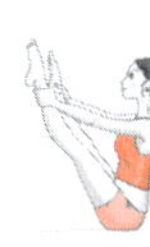

Je stimule mon périnée

Qu'est-ce que le périnée ?

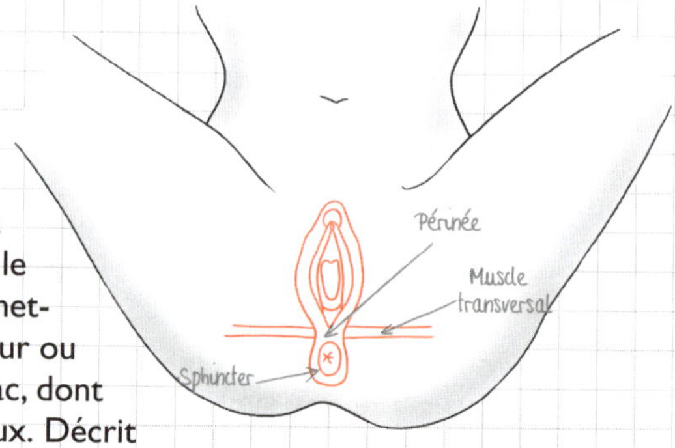

Sans entrer dans des détails anatomiques trop compliqués, le périnée (ou plancher pelvien) est un ensemble complexe de muscles situés dans le bas du bassin. Il comprend les ouvertures permettant de faire ses besoins, mais aussi de faire l'amour ou encore d'accoucher. Souvent comparé à un hamac, dont il a la forme, il soutient tous les organes génitaux. Décrit de cette manière, on comprend mieux l'importance d'avoir un périnée tonique et musclé afin d'éviter quelques problèmes peu glamour, comme les fuites urinaires… Mais ce n'est pas tout, un périnée musclé joue un rôle important dans la sexualité en offrant plus de sensations, tant pour la femme que pour l'homme. Et une sexualité épanouie, c'est important aussi pour se sentir bien dans son corps et dans sa tête !

Quel est le rôle du périnée pendant les exercices ?

Si Joseph Pilates ne parlait pas beaucoup du périnée (c'était un homme…), on sait aujourd'hui que cet ensemble de muscles joue un rôle important dans la stabilisation du centre du corps. On sait également que l'activation des muscles du plancher pelvien favorise l'activation des muscles transverses, et vice versa, d'où l'intérêt d'apprendre à **contracter systématiquement votre périnée quand vous rentrez le ventre afin que cela devienne un automatisme**.

Important ! Avec un peu d'entraînement, vous apprendrez à contracter légèrement votre périnée à l'inspiration et à le contracter plus fort à l'expiration, lors de chaque exercice.

2 exercices pour le stimuler

Commencez par repérer votre périnée, le sentir…

Asseyez-vous, dos droit, jambes écartées de la largeur des épaules, pieds à plat au sol. Imaginez que vous avez très envie de faire pipi et « retenez-vous » pendant 5 secondes, puis détendez-vous pendant 5 secondes. Recommencez 10 fois. Refaites l'exercice en serrant le périnée pendant 10 secondes et en le relâchant pendant 10 secondes, 10 fois de suite. Ça y est, vous le sentez ?

Continuez en le sentant « monter »…

Asseyez-vous, dos droit, jambes écartées de la largeur des épaules, pieds à plat au sol. Inspirez en contractant très légèrement le périnée au niveau des lèvres de la vulve et, simultanément, contractez légèrement le ventre. À l'expiration, contractez le périnée plus fortement au niveau du vagin, puis de l'utérus, tout en contractant les muscles transverses. Recommencez 10 fois.

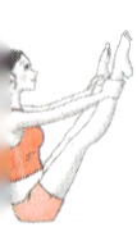

Je renforce mes muscles en profondeur

L'extension d'une jambe tendue

Cet exercice fait travailler les abdominaux de différentes façons pour assurer la stabilité du bassin et du dos tandis que les jambes bougent.

Position de départ

Allongez-vous sur le dos, jambes tendues et pieds pointés, et soulevez la tête ainsi que le haut du buste. Levez la jambe droite en la gardant tendue et en la dirigeant vers le front. Attrapez l'arrière de la jambe avec les mains, le plus haut possible. La jambe gauche est légèrement décollée du sol pour aider à maintenir le bas du dos stable et bien collé au tapis.

Ce que je dois faire

1. Inspirez en rentrant légèrement le ventre.
2. À l'expiration, effectuez deux petites tractions de la jambe droite en direction de votre front, en contractant fortement les abdominaux.
3. À l'inspiration, faites un ciseau avec les jambes en les gardant tendues, puis attrapez l'arrière de la jambe gauche.
4. Sur l'expiration suivante, effectuez à nouveau deux petites tractions, de la jambe gauche cette fois, en contractant les abdos.
5. Recommencez sans faire de pause.

Combien de fois ? Faites 10 répétitions (5 pour chaque jambe).

Ce que je dois vérifier

- ✔ Votre *powerhouse* est bien verrouillé, le bas du dos est plaqué au sol pendant tout l'exercice.
- ✔ Veillez à ne pas avancer la tête et les épaules vers l'avant à chaque traction, ce sont vos jambes qui restent mobiles. N'hésitez donc pas à attraper l'arrière des jambes plus bas (derrière les genoux) pour gagner en stabilité.
- ✔ Gardez les jambes bien tendues et veillez à initier le mouvement depuis la hanche.

Ce que je dois ressentir

- ➢ Un travail profond de la ceinture abdominale, des muscles des jambes et des fesses, et de la ceinture scapulaire.
- ➢ Un étirement de l'arrière des jambes (ischio-jambiers).

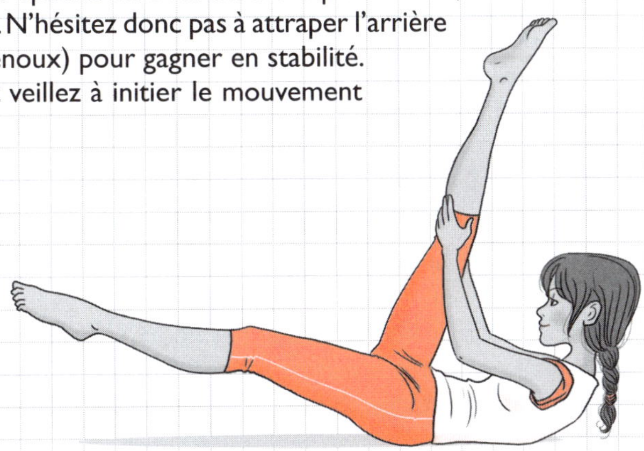

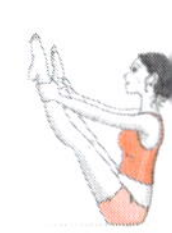

Les abdos croisés

Ce nouvel exercice exige beaucoup d'effort de la part des abdominaux en raison de la position des mains derrière la tête. La difficulté est accrue par la rotation effectuée, qui a tendance à déstabiliser le corps, mais vous allez ainsi développer vos muscles abdominaux obliques !

Position de départ

Allongez-vous sur le dos, jambes fléchies, pieds à plat au sol, et levez les jambes pour former un angle à 90°. Les pieds sont pointés. Rentrez légèrement le menton, puis soulevez la tête et le haut du buste, et croisez les doigts derrière la tête en gardant les coudes écartés.

Ce que je dois faire

1. Inspirez lentement en rentrant le ventre.
2. À l'expiration, tendez la jambe droite et dirigez la jambe gauche en la gardant fléchie vers la poitrine. Simultanément, pivotez légèrement le buste vers la gauche, comme si vous vouliez toucher le genou gauche avec le coude droit.
3. À l'inspiration, ramenez le buste au centre et les jambes en position initiale.
4. Sur l'expiration suivante, tendez la jambe gauche, dirigez la jambe droite fléchie vers la poitrine et pivotez légèrement le buste comme si vous vouliez toucher le genou droit avec le coude gauche.

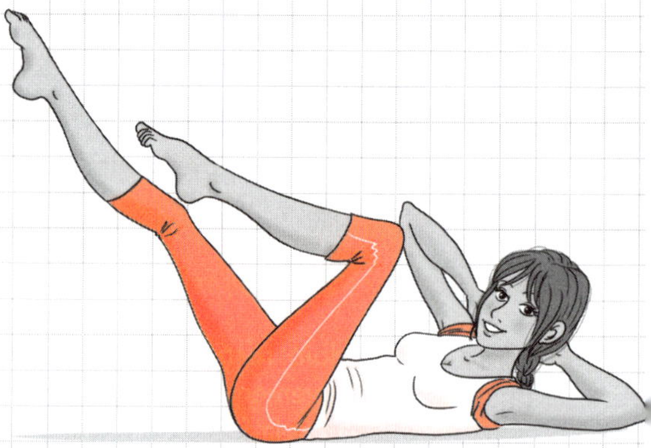

Combien de fois ?

Faites l'exercice 10 fois (5 de chaque côté).

Ce que je dois vérifier

✔ Votre *powerhouse* est verrouillé pendant tout l'exercice, et le bas du dos est plaqué au sol.

✔ Vos mouvements sont fluides et coordonnés avec la respiration. N'hésitez pas à effectuer l'exercice lentement au début, en privilégiant l'exactitude du mouvement. Vous essaierez aussi de réduire l'amplitude du mouvement en levant la jambe tendue plus haut.

✔ Veillez à ne pas tirer sur votre nuque et à garder les épaules abaissées et détendues, quitte à réduire l'amplitude du mouvement du haut du buste.

Ce que je dois ressentir

➢ Un engagement profond de la ceinture abdominale, en particulier des muscles obliques.

➢ Un travail complet des jambes et de la ceinture scapulaire.

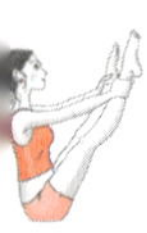

Le phoque

Cet exercice, nommé *seal* en anglais, doit son nom aux battements de pieds, qui rappellent les battements des pattes palmées du phoque. Il permet d'étirer et d'assouplir la colonne vertébrale tout en coordonnant l'activation des abdominaux avec un mouvement de va-et-vient.

Position de départ

Asseyez-vous, jambes fléchies, écartez les genoux un peu plus que la largeur des épaules et joignez les talons. Passez les bras entre les cuisses et attrapez les chevilles ou le bord externe des pieds. Rentrez légèrement le menton et enroulez le haut du dos pour que la colonne vertébrale forme un « C ». Soulevez les pieds, basculez le poids du corps sur l'arrière des fesses et maintenez-vous en équilibre dans cette position.

Ce que je dois faire

1. Inspirez en rentrant un peu le ventre, puis expirez en contractant bien les abdominaux.
2. À l'inspiration, laissez le corps rouler vers l'arrière jusqu'à ce que le haut du dos touche le sol, puis frappez deux fois les talons l'un contre l'autre.
3. Sur l'expiration suivante, contractez fortement les abdos pour revenir en avant jusqu'à la position de départ, puis frappez deux fois les talons l'un contre l'autre.
4. Recommencez les bascules, sans faire de pause, en tapant deux fois les talons à la fin de chaque inspiration et de chaque expiration.

Combien de fois ?

Faites 10 répétitions en tout.

Ce que je dois vérifier

✔ Votre corps doit rester sur la même ligne pendant les mouvements de bascule et vous devez vous redresser par la force de vos abdominaux. Si ce n'est pas le cas, faites l'exercice sans frapper les talons l'un contre l'autre lors de vos premières séances.

✔ Faites en sorte de bien contrôler vos mouvements. Vos pieds ne doivent pas toucher le sol lorsque vous revenez en avant. Si ce n'est pas le cas, essayez de placer vos mains au niveau des mollets pour plus de stabilité.

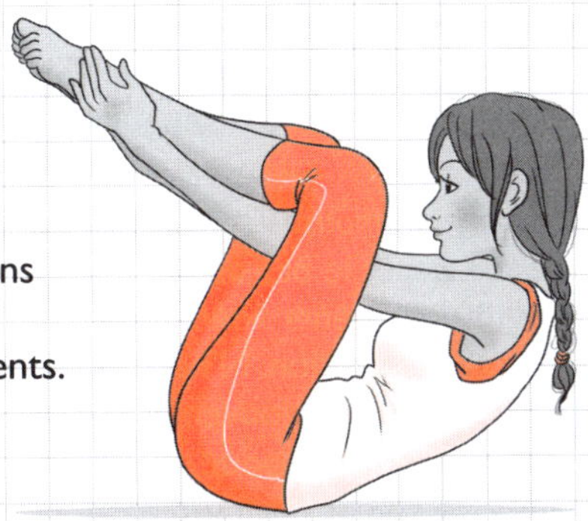

Ce que je dois ressentir

➢ Un échauffement et un gainage de toute la sangle abdominale, des jambes et des épaules.
➢ Un meilleur sens de l'équilibre.

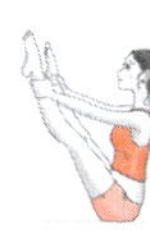

Les battements d'une jambe

Ces mouvements mettent l'accent sur les muscles abdominaux et dorsaux, qui permettent de garder le buste relevé en appui sur les bras sans cambrer le bas du dos.

Position de départ

Allongez-vous sur le ventre, soulevez la tête et le haut du buste et prenez appui sur les avant-bras. Croisez les doigts et écartez légèrement les coudes. Agrandissez-vous vers l'avant pour étirer la colonne vertébrale. La tête et la nuque sont dans le prolongement de l'axe vertébral, le regard est orienté vers l'avant. Les jambes sont jointes, tendues, et les pieds pointés.

Ce que je dois faire

1. Inspirez en rentrant légèrement le ventre, ouvrez la cage thoracique sans surélever les épaules et allongez la colonne vertébrale. Contractez fortement les fesses.
2. À l'expiration, contractez vigoureusement les abdominaux et amenez le talon droit vers le milieu de la fesse gauche en gardant la cuisse au sol, puis faites deux petits battements vers les fesses en expirant deux fois (sur chaque battement).
3. Sur l'inspiration suivante, ramenez la jambe droite tendue au sol.
4. Recommencez avec l'autre jambe.

Combien de fois ?

Faites 10 répétitions (5 pour chaque jambe).

Ce que je dois vérifier

✔ Votre colonne vertébrale est en extension et votre ceinture abdominale est bien contractée pendant tout l'exercice. Si vos lombaires sont fragiles, faites l'exercice sans relever le buste en posant le front sur vos bras.

✔ Votre pubis s'enfonce dans le sol tandis que vos fesses sont contractées et vos jambes tendues pendant tout l'exercice.

✔ Si vos genoux sont fragiles, ne ramenez pas le talon jusqu'à la fesse mais arrêtez-vous avant (au niveau du genou).

Ce que je dois ressentir

➢ Un engagement de la ceinture abdominale et des muscles dorsaux.

➢ Un étirement et un assouplissement de la colonne vertébrale.

➢ Un travail global au niveau des muscles fessiers et des jambes.

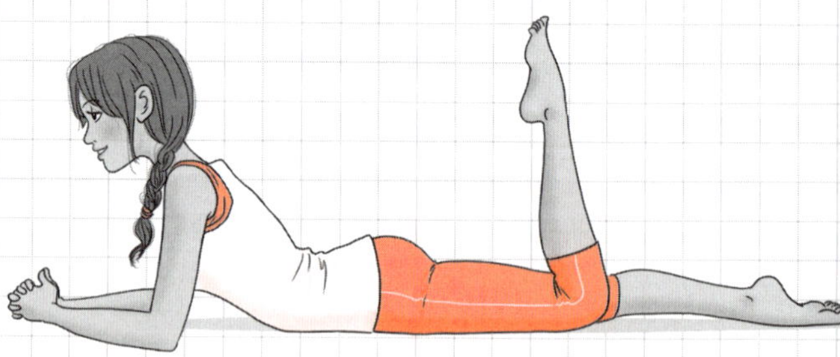

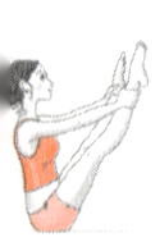

Les battements des deux jambes

On passe à la vitesse supérieure avec ce double mouvement des jambes qui renforce la chaîne musculaire postérieure tout en étirant et en assouplissant la colonne vertébrale. Les abdominaux sont très sollicités car les deux jambes bougent en même temps, ce qui rend la stabilité du tronc plus difficile à maintenir.

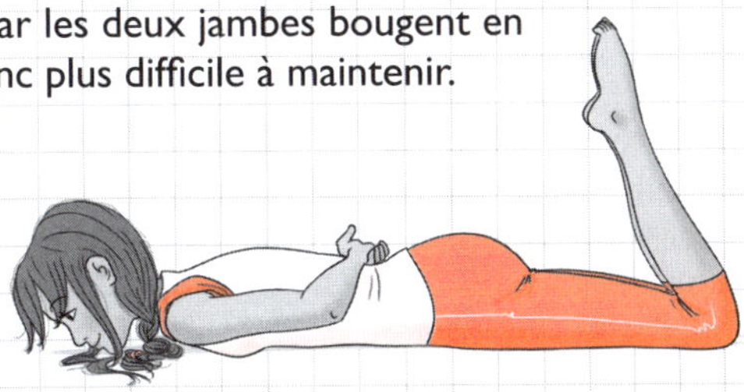

Position de départ

Allongez-vous sur le ventre, corps bien aligné et bassin en position neutre, jambes jointes et tendues, pieds pointés. Le menton est posé au sol. Placez les mains au milieu du dos et attrapez les doigts de la main droite avec la main gauche (ou le contraire).

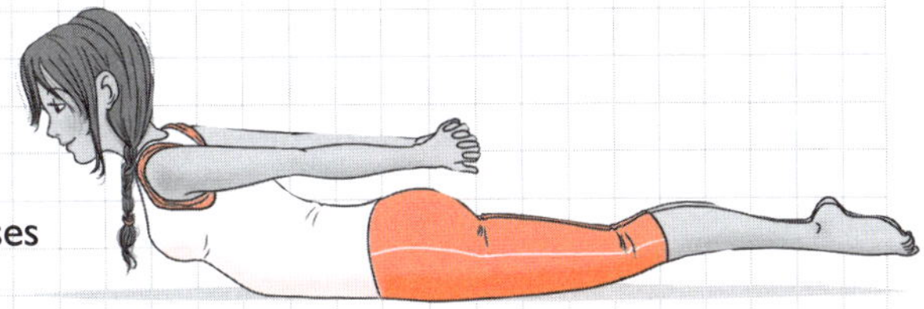

Ce que je dois faire

1. Inspirez en rentrant le ventre.
2. À l'expiration, contractez les abdominaux et ramenez les talons vers les fesses dans un mouvement dynamique.
3. À l'inspiration, contractez les fessiers et soulevez la tête et le haut du buste en exerçant une forte traction des mains vers l'arrière. Simultanément, baissez les jambes et tendez-les au maximum vers l'arrière.
4. À l'expiration, contractez les abdominaux et reposez la tête et le haut du buste au sol en contrôlant le mouvement. Simultanément, fléchissez les genoux pour ramener les talons vers les fesses.
5. Recommencez sans faire de pause.

Combien de fois ? Faites 5 répétitions en tout.

Ce que je dois vérifier

✔ Le mouvement doit être fluide et synchronisé avec votre respiration ; prenez donc votre temps et effectuez les mouvements lentement.

✔ Lors de la montée du buste, ouvrez bien la cage thoracique, dirigez vos épaules vers l'arrière et vers le bas, tandis que vos omoplates se rapprochent l'une de l'autre et se dirigent légèrement vers le bas. Pensez à hisser votre tête vers le ciel et à allonger votre nuque.

Ce que je dois ressentir

➢ Une forte activation des muscles abdominaux, dorsaux et de la ceinture scapulaire.

➢ Un étirement progressif et un assouplissement de la colonne vertébrale.

➢ Un travail global des muscles fessiers et des jambes.

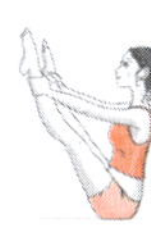

Le nageur

Cet enchaînement fait travailler les muscles du bas du dos tout en étirant la colonne vertébrale, les bras et les jambes. Il associe un travail de stabilisation du centre du corps et des mouvements des membres en opposition, ce qui est excellent pour améliorer la coordination.

Position de départ

Allongez-vous sur le ventre, jambes jointes et tendues, pieds pointés et bras étirés devant vous, paumes des mains tournées vers le sol. Contractez bien les fessiers, enfoncez le pubis dans le sol et décollez la poitrine du sol en gardant la tête dans le prolongement de la colonne vertébrale (le regard vers le sol). Levez les bras à la hauteur des épaules et les jambes à la hauteur des hanches.

Ce que je dois faire

1. Inspirez en rentrant légèrement le ventre et agrandissez-vous en allongeant la colonne vertébrale, puis expirez et contractez fort les abdominaux et les fessiers.
2. Inspirez, puis effectuez 3 battements de bras et de jambes (comme si vous nagiez), en respectant la coordination jambe droite/bras gauche, jambe gauche/bras droit.
3. À l'expiration, refaites 3 battements de la même manière.
4. Continuez sans faire de pause.

Combien de fois ? Répétez les battements sur 10 respirations complètes.

Ce que je dois vérifier

✔ Votre tronc doit rester immobile lors des battements ; il ne doit pas basculer vers l'avant, l'arrière ou sur les côtés. Les bras et les jambes doivent rester aussi droits que possible et ne pas toucher terre. Pour être plus stable, essayez de faire l'exercice en posant le front au sol.

✔ Veillez à allonger votre corps au maximum, bras étirés vers l'avant et jambes vers l'arrière. En cas de problème de coordination, commencez par les battements des jambes, puis ceux des bras, puis des deux.

Ce que je dois ressentir

- Un échauffement des muscles abdominaux et dorsaux.
- Un agréable étirement de la colonne vertébrale.
- Un travail global des muscles fessiers, des bras et des jambes.
- Une fois l'exercice terminé, la sensation que votre corps s'est allongé.

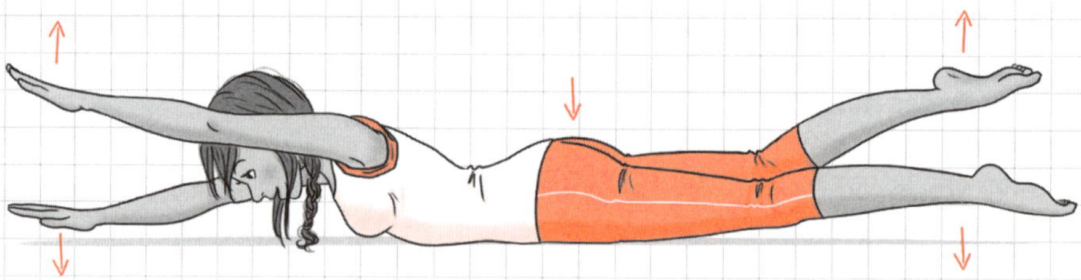

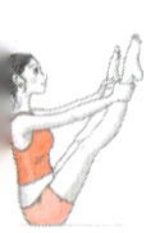

La rotation de la colonne vertébrale

Cet exercice est idéal pour apprendre à pivoter le buste en protégeant son dos sans risque de se blesser. Il aide à prendre conscience de la mobilité de la colonne vertébrale et améliore aussi la posture !

Position de départ

Asseyez-vous sur les ischions (les petits os situés sous les fesses), tête et dos droits, jambes jointes et tendues devant vous. Les pieds sont en position flexe. Levez les bras de chaque côté à la hauteur des épaules, paumes des mains tournées vers le sol. Les épaules sont abaissées et légèrement en arrière.

Ce que je dois faire

1. Inspirez en rentrant légèrement le ventre et grandissez-vous en hissant la tête vers le ciel et en allongeant la colonne vertébrale sans lever les épaules.
2. À l'expiration, contractez les abdominaux et pivotez lentement la tête et le buste vers la droite jusqu'au maximum possible pour vous. Faites partir la torsion du bas de votre colonne vertébrale.
3. À l'inspiration, pivotez lentement la tête et le buste pour revenir à la position initiale.
4. À l'expiration, contractez les abdominaux et pivotez lentement le buste du côté gauche jusqu'au maximum possible pour vous.

Combien de fois ?

Faites 10 répétitions (5 de chaque côté).

Ce que je dois vérifier

- ✔ Sentez la torsion de votre colonne vertébrale tandis que vos hanches restent de face. Au besoin, n'allez pas trop loin dans les torsions lors des premières séances.
- ✔ Agrandissez-vous pendant l'exercice en imaginant que votre tête est aspirée vers le ciel, et veillez à ce que vos bras restent tendus et à la hauteur de vos épaules pendant tout l'exercice.
- ✔ Faites les mouvements lentement en respirant profondément.

Ce que je dois ressentir

- ➢ Un engagement profond de la ceinture abdominale (en particulier des muscles obliques) et des muscles dorsaux.
- ➢ Un étirement progressif de la colonne vertébrale en torsion.

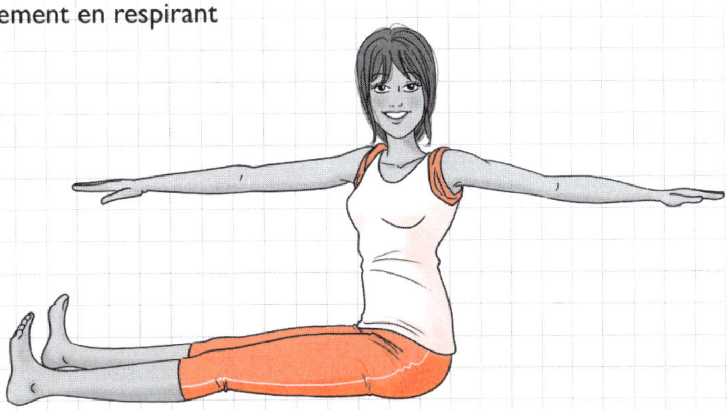

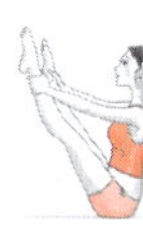

Le pont avec élévation des bras tendus

Le mouvement suivant apprend à se concentrer sur l'activation des muscles du plancher pelvien et des transverses, qui permettent de bien articuler le bassin et la colonne vertébrale. Il sollicite également les muscles de l'arrière des cuisses, les ischio-jambiers, qui doivent être fortement contractés pour soulever le bassin en respectant un alignement correct du corps.

Position de départ

Allongez-vous sur le dos, jambes fléchies, pieds à plat au sol et écartés de la largeur du bassin. Les bras reposent le long du corps, et les paumes des mains, au sol. Le bassin est en position neutre, la nuque et les épaules sont relâchées.

Ce que je dois faire

1. Inspirez lentement en rentrant un peu le ventre et en engageant légèrement le périnée.
2. À l'expiration, contractez fortement le périnée et les abdos, puis soulevez lentement le bassin, les lombaires et le milieu du dos jusqu'aux omoplates, vertèbre après vertèbre.
3. À l'inspiration suivante, levez les bras et ramenez-les derrière la tête. Simultanément, pressez sur vos pieds pour ajuster l'alignement des épaules, du bassin et du genou tout en poussant le pubis vers le ciel.
4. À l'expiration, revenez lentement à la position de départ, en contractant fortement les abdominaux et en déroulant le dos, vertèbre après vertèbre.
5. À l'inspiration, ramenez les bras le long du corps en contrôlant le mouvement.
6. Recommencez sans faire de pause.

Combien de fois ? Faites 10 répétitions en tout.

Ce que je dois vérifier

- ✔ Votre périnée doit être légèrement contracté avant de soulever le bassin, ainsi que votre ventre. Lorsque vous soulevez le bassin, vous devez contracter très fortement votre périnée et vos muscles transverses.
- ✔ Vos jambes sont parallèles pendant tout l'exercice.

Ce que je dois ressentir

- ➢ Un travail vigoureux de la ceinture abdominale et des muscles du dos, des jambes, des fesses et des bras.
- ➢ Un assouplissement de la colonne vertébrale.
- ➢ Un échauffement et un étirement à l'arrière des cuisses.

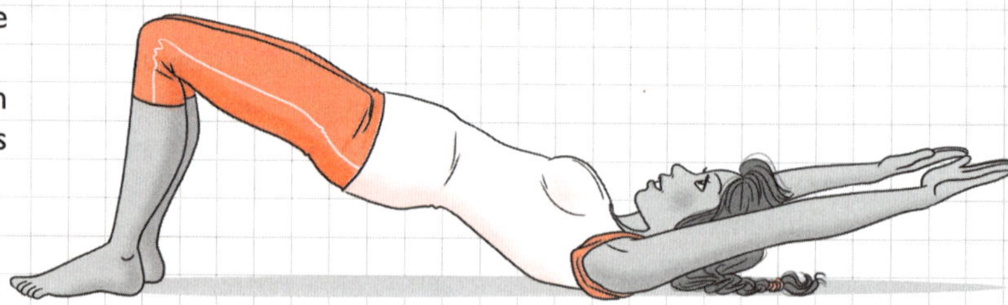

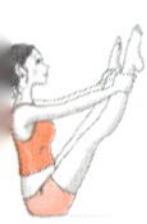

Où j'en suis dans ma pratique ?

Pour savoir quelles postures sont maintenant faciles à réaliser pour vous ou, au contraire, restent très difficiles, remplissez ce petit tableau : il va vous permettre d'identifier en un clin d'œil les exercices que vous devez approfondir.

Exercices	Facile	Un peu difficile	Très difficile
L'extension d'une jambe tendue	F	M	D
Les abdos croisés	F	M	D
Le phoque	F	M	D
Les battements d'une jambe	F	M	D
Les battements des deux jambes	F	M	D
Le nageur	F	M	D
La rotation de la colonne vertébrale	F	M	D
Le pont avec élévation des bras tendus	F	M	D

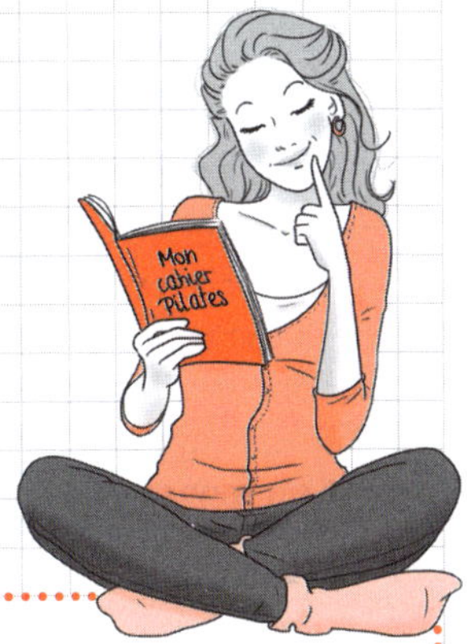

Comment progresser au bon rythme ?

L'avis de l'expert, Nathalie Brou, professeur de Pilates

Ne vous mettez pas trop de pression au début si vous trouvez certains exercices trop difficiles : n'ayez pas trop hâte de progresser ; savourez plutôt ces moments d'exploration de votre corps, qui demandent du temps et de la patience.

La respiration Pilates n'est pas évidente au début : ne vous focalisez pas trop dessus et ne forcez pas sur l'inspiration et l'expiration. Essayez de garder une respiration naturelle, en privilégiant la synchronisation avec les mouvements et l'engagement du périnée et des muscles transverses à chaque expiration.

Lisez soigneusement les explications des exercices et essayez de bien les comprendre avant de les exécuter.

Si la plupart d'entre eux vous paraissent vraiment trop difficiles, n'hésitez pas à recommencer les exercices des chapitres précédents jusqu'à les maîtriser parfaitement.

Enfin, pratiquez en toute conscience. Faites de chaque séance un moment de plaisir où vous vous engagez complètement.

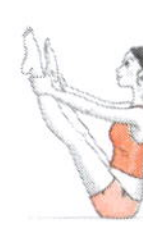

Chapitre 5
Je mincis avec le Pilates

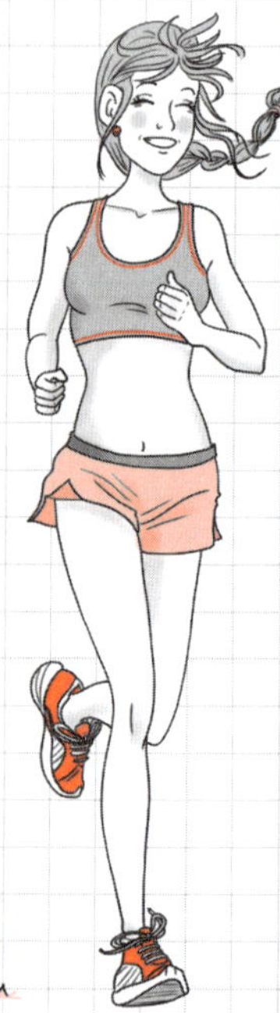

Votre silhouette commence à s'affiner grâce au Pilates mais vous vous trouvez encore un peu ronde et vous aimeriez mincir ? Pour perdre du poids, vos séances de Pilates ne suffiront pas. Si vous voulez vraiment brûler des calories, vous devez pratiquer une activité cardio-vasculaire de manière régulière et surveiller votre alimentation. Heureusement, il existe des tas d'activités physiques « cardio » à la portée de tous et auxquelles vous pouvez vous adonner facilement, seule ou à plusieurs. Dans ce chapitre, vous trouverez une sélection des sports les plus abordables à exercer. Ne reste plus qu'à vous y mettre !
Enfin, concernant votre assiette, nous vous donnons quelques conseils faciles à mettre en œuvre pour alléger son contenu et vous permettre de vous faire du bien avec une alimentation saine et équilibrée.

Quels sont mes objectifs minceur ?

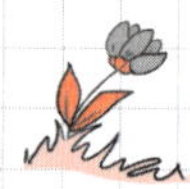

Histoire de vous motiver et d'être en accord avec vous-même, demandez-vous pourquoi vous voulez mincir : est-ce par souci esthétique car votre silhouette ne vous plaît pas et que vous n'avez plus de plaisir à vous habiller ? Pour une question de bien-être car vous vous essoufflez facilement en marchant un peu vite ou en fin de journée par exemple ? Parce que vous manquez d'énergie et que vous êtes devenue plus sédentaire à cause de vos kilos en trop ? Vous pouvez également avoir envie de mincir pour toutes ces raisons à la fois… À partir du moment où le désir émane de vous, vous avez raison, car mincir pour « plaire aux autres », ça ne marche pas ! Soyez honnête avec vous et avec votre corps tel qu'il est (et tel qu'il peut le devenir), et restez confiante car, en suivant les conseils de ce chapitre, vous allez mincir !

Mon bilan personnel

Ma taille : ....

Mon poids actuel (notez la date) :
....

Mon tour de taille : ....

Mon tour de hanches : ....

Mon tour de cuisse : ....

Quel est mon poids idéal ?
....

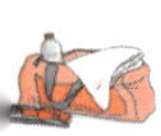

Notez les raisons pour lesquelles vous voulez perdre du poids :
....
....

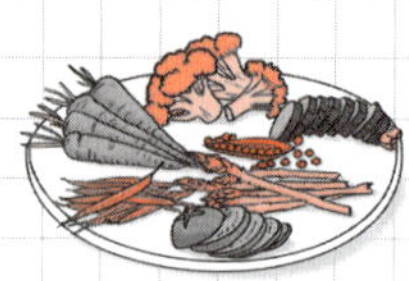

Les activités à combiner avec le Pilates

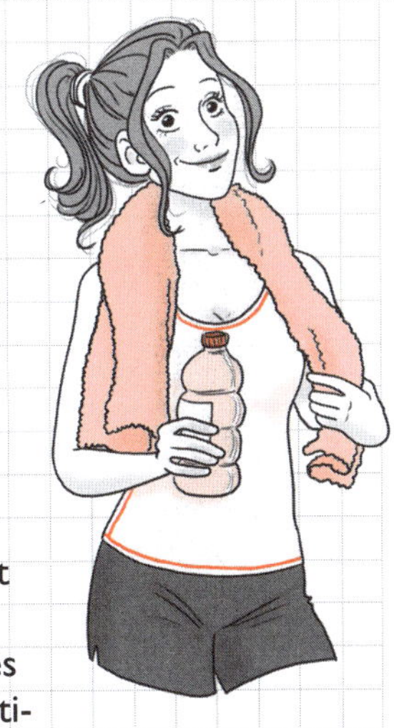

Vous l'avez compris, pour perdre du poids, il faut associer à votre entraînement de Pilates la pratique d'une activité physique cardio-vasculaire en endurance. En résumé, il va falloir bouger votre corps énergiquement au moins 30 minutes à chaque séance ! La bonne nouvelle, c'est que le cumul de vos séances de Pilates et d'un sport cardio va booster votre perte de poids. En effet, grâce au renforcement musculaire généré par le Pilates, vous augmentez votre métabolisme ; autrement dit, plus vous êtes musclée, plus votre corps dépense de l'énergie (donc des calories) au repos. Idéal, non ? Quant aux sports cardio, pratiqués à la bonne allure et suffisamment longtemps, ils permettent d'éliminer les graisses.
Alors, prête à transpirer un peu ? Choisissez parmi les activités ci-après celle(s) qui vous tente(nt) le plus et que vous serez à même de pratiquer au moins **1 fois par semaine pendant 1 petite heure**, ou **2 fois par semaine pendant au moins 30 minutes**.

À quelle fréquence m'entraîner pour mincir ?

Pour privilégier une dépense de calories puisées majoritairement dans la graisse corporelle, l'idéal est de pratiquer une activité physique d'intensité moyenne, c'est-à-dire comprise entre 60 et 70 % de votre fréquence cardiaque maximale (FCM) pendant au moins 30 minutes, le mieux étant 45 minutes et l'idéal, 1 heure.
Pour calculer votre FCM, munissez-vous d'un cardiofréquencemètre ; il la calculera automatiquement et avec précision. Sinon, utilisez la formule d'Astrand et Ryhming, qui est un peu moins précise mais bien utile (voir l'encadré ci-dessous). Dernière option pour savoir si vous êtes à la bonne allure : vous devez être essoufflée mais capable de parler, avoir chaud et transpirer légèrement. Attention, ces paramètres varient un peu en fonction de l'âge et de la condition physique de chacune, bien sûr.

La FCM (fréquence cardiaque maximale) est le rythme cardiaque maximal que l'organisme peut endurer ; elle s'exprime en battements par minute. La formule de calcul est simple :
- pour les hommes : FCM = 220 - âge
- pour les femmes : FCM = 226 - âge

Par exemple, pour une femme âgée de 30 ans, le calcul est : 226 - 30 = 196.

La marche rapide

C'est l'activité idéale pour les débutantes ou celles qui n'aiment pas courir par exemple. Douce et sans impacts, elle ménage les articulations et ne nécessite pas d'équipement particulier, hormis une bonne paire de baskets. Elle est ludique : vous pouvez la pratiquer entre copines, et même papoter en marchant. Veillez cependant à adopter la bonne cadence : on parle de marche rapide (ou tonique, ou sportive) à partir de 6,5 km/h. Et une fois que vous êtes lancée, vous devez continuer à marcher au même rythme jusqu'au bout.

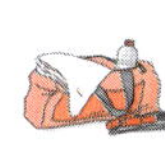

Ça muscle quoi ?

La marche tonifie davantage le bas du corps. Si néanmoins vous déroulez bien le pied à chaque pas, que vous balancez les bras d'avant en arrière et que vous faites l'effort de rentrer le ventre à chaque expiration, elle est très efficace pour muscler l'ensemble du corps.

Je brûle combien de calories ?

- Rythme moyen (entre 6 et 6,5 km/h) : 300 kcal/h.
- Rythme plus soutenu (entre 7 et 7,5 km/h) : 400 kcal/h.

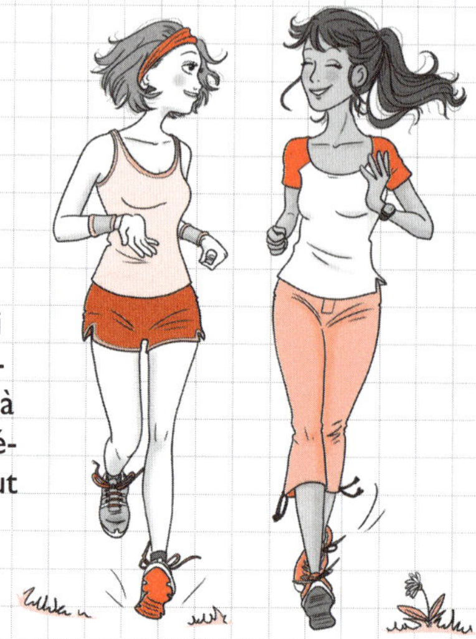

Le running

L'effort étant intense au niveau cardio-vasculaire, la course à pied permet de brûler un maximum de calories. Même si on ne court pas vite, on peut intensifier sa séance en travaillant en alterné : il suffit d'accélérer le rythme pendant 1 à 3 minutes, puis de ralentir pendant 1 à 2 minutes pour récupérer, et de recommencer 5 ou 6 fois. Côté matériel, il vous faut absolument une bonne paire de baskets (le running peut être traumatisant pour les articulations et le dos) et une brassière au maintien adapté à votre poitrine.

Ça muscle quoi ?

Le running muscle principalement le bas du corps (jambes et fessiers) et la sangle abdominale, à condition de vous positionner correctement. Si vous faites un mouvement de balancier avec les bras sans arrondir les épaules vers l'avant, vous tonifiez aussi le haut du corps.

Je brûle combien de calories ?

- Allure modérée (8 km/h) : 470 kcal/h.
- Allure rapide (12 km/h) : 780 kcal/h.

La natation

Elle est efficace, à condition de ne pas passer trop de temps sur le bord du bassin mais dans l'eau à nager, bien sûr ! Pour mincir, vous devez nager quasiment sans vous arrêter en étant un peu essoufflée. En piscine par exemple, faites 4 longueurs de 25 mètres puis une pause de 30 secondes et recommencez. Le but ? Ne pas rompre le travail cardio-vasculaire au risque de stopper la dépense calorique et de repartir de zéro si votre pause est trop longue. Ce serait dommage…

Ça muscle quoi ?

Cela dépend un peu du type de nage, mais globalement la natation tonifie l'ensemble du corps de façon harmonieuse. La brasse sollicite plus le bas du corps (jambes, fesses). Le crawl (ou le dos crawlé), nagé correctement, sollicite davantage les muscles du dos ainsi que ceux des bras et des jambes.

Je brûle combien de calories ?

- Allure modérée (8 km/h) : 500 kcal/h.
- Allure rapide (12 km/h) : 780 kcal/h.

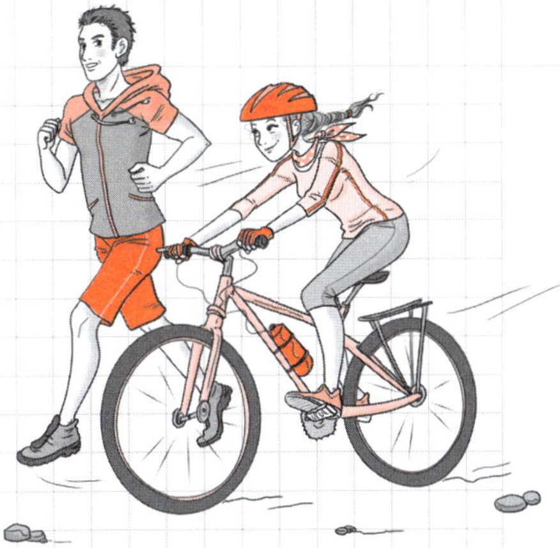

Le vélo

Pratique, car il peut aussi servir de moyen de transport, le vélo s'utilise à la ville comme à la campagne. De même que la marche rapide, il ménage les articulations tout en faisant travailler le cœur, à condition de pédaler au bon rythme. Pour booster l'efficacité de votre sortie, n'hésitez pas à accélérer de temps en temps et à emprunter des chemins vallonnés ou des rues qui montent. Évidemment, vous pouvez aussi vous entraîner sur un vélo d'appartement ou en salle de fitness. Et pour celles qui aiment l'eau, l'option aquabiking est efficace !

Ça muscle quoi ?

Principalement le bas du corps (cuisses et mollets) et la sangle abdominale. Si vous faites l'effort de pédaler en danseuse de temps en temps, vous raffermirez votre popotin et vos bras.

Je brûle combien de calories ?

- Allure modérée (15 km/h) : 400 kcal/h.
- Allure rapide (23 km/h) : 600 kcal/h.

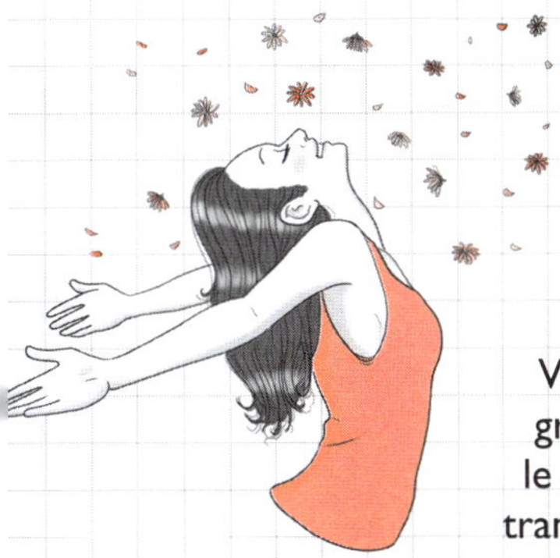

Le cours de zumba

La zumba est très tendance, et on trouve de plus en plus de cours un peu partout sans forcément avoir besoin de s'inscrire dans un club de fitness. Ce cours de danse collectif sur fond de musique latino associe des mouvements de danse et de fitness, il permet de se déhancher tout en s'amusant et… en se dépensant ! Vous vous laisserez facilement emporter par la bonne humeur du groupe et par la musique entraînante. Et même si vous n'avez pas le sens du rythme, bougez, sautez, virevoltez, chaloupez… tout pour transpirer et puiser dans les graisses.

Ça muscle quoi ?

Principalement les fesses, les cuisses et les mollets, mais aussi les abdominaux puisqu'on les contracte pendant quasiment tout le cours, le corps et les pieds bougeant dans tous les sens : en avant, en arrière, sur les côtés, en diagonale…

Je brûle combien de calories ?

Pour 1 heure de pratique en se donnant à fond : 600 kcal en moyenne.

Je me sculpte un corps de danseuse

Vous voilà prête pour découvrir la dernière série de niveau avancé qui associe tous les principes du Pilates : le renforcement musculaire, l'activation des différents groupes musculaires (ensemble et séparément) et les étirements. Mettez-vous dans la peau d'une danseuse étoile et effectuez les mouvements avec grâce et fluidité !

Le pont avec une jambe levée

Dans cet exercice, la difficulté est de parvenir à garder le bassin stable tandis que la jambe effectue de grands battements.

Position de départ

Allongez-vous sur le dos, jambes fléchies, pieds à plat au sol et écartés de la largeur du bassin, bras le long du corps, paumes des mains au sol. Le bassin est en position neutre, et la nuque et les épaules sont relâchées. Inspirez en contractant légèrement le ventre et le périnée ; à l'expiration, soulevez le bassin, puis le bas du dos, puis le milieu du dos jusqu'aux omoplates. Poussez le pubis vers le ciel pour placer légèrement le bassin en position de rétroversion, en pressant les bras sur le tapis. Soulevez le pied droit et ramenez le genou droit vers la poitrine, puis tendez la jambe droite à la verticale et pointez le pied.

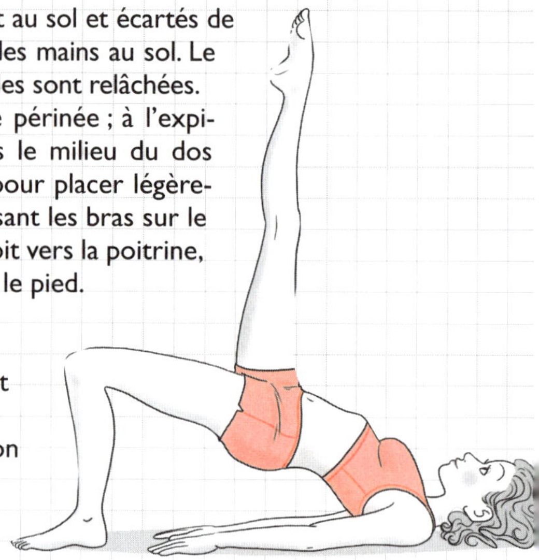

Ce que je dois faire

1. Inspirez en contractant légèrement le périnée et le ventre.
2. À l'expiration, passez votre pied droit en position flexe et abaissez la jambe tendue jusqu'à ce qu'elle soit à la hauteur de la jambe gauche.
3. À l'inspiration, pointez le pied et remontez la jambe à la verticale en la gardant tendue.
4. Recommencez sans faire de pause.

Combien de fois ? Faites 10 répétitions (5 pour chaque jambe).

Ce que je dois vérifier

✔ Le bassin est complètement stable pendant toute la durée de l'exercice. Aidez-vous en contractant les fessiers et en pressant fort sur les bras.

✔ Poussez le pubis vers l'avant et gardez le périnée et les abdos contractés pour que le bas du dos soit solide et protégé. N'hésitez pas à réduire l'amplitude des élévations de jambe.

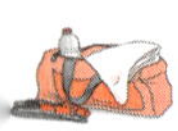

Ce que je dois ressentir

➢ Un engagement de toute la sangle abdominale et du périnée.

➢ Un travail global des muscles dorsaux, des fessiers et des muscles des jambes et des bras.

➢ Un étirement de l'arrière des jambes (muscles ischio-jambiers).

L'équilibre en V

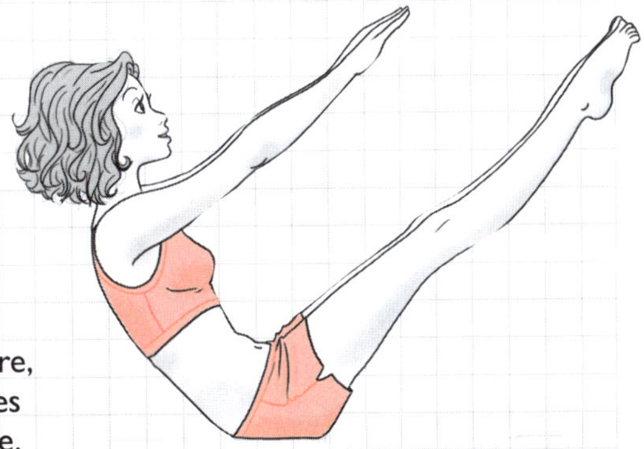

Cet exercice associe un travail d'articulation de la colonne vertébrale avec le maintien des jambes en élévation. C'est un vrai challenge, puisqu'il nécessite de la force, de la souplesse et de l'équilibre !

Position de départ

Allongez-vous sur le dos, bassin en position neutre, bras reposant le long du corps. Fléchissez les jambes pour ramener les genoux vers la poitrine. Inspirez en contractant légèrement le périnée et le ventre, puis levez les bras perpendiculairement au sol, paumes des mains vers l'avant. Expirez en contractant fort les abdominaux et levez les jambes tendues à environ 45° en pointant les pieds.

Ce que je dois faire

1. Inspirez, baissez légèrement le menton et enroulez la tête et les épaules vers l'avant jusqu'à ce que les omoplates décollent du sol.
2. À l'expiration, continuez à enrouler la colonne vertébrale vers l'avant et le haut jusqu'à ce que votre corps soit en équilibre sur les fesses, et les bras parallèles aux jambes.
3. Inspirez en maintenant l'équilibre et ouvrez la poitrine sans cambrer le bas du dos.
4. À l'expiration suivante, déroulez lentement le dos, vertèbre après vertèbre, en contrôlant le mouvement jusqu'à revenir à la position initiale.

Combien de fois ?

Faites 5 répétitions.

Ce que je dois vérifier

- ✔ Vos abdominaux sont bien contractés pendant tout l'exercice afin de protéger votre dos.
- ✔ Vous ne devez pas monter et descendre le buste avec le dos droit, mais enrouler et dérouler la colonne vertébrale tout en gardant les abdominaux engagés. Si c'est trop difficile, faites l'exercice avec les jambes légèrement fléchies, en privilégiant le maintien de l'équilibre.
- ✔ Gardez les jambes jointes et les bras tendus sans monter les épaules.
- ✔ Les jambes sont stables lors de la montée et de la descente du buste, si possible à peu près à la même hauteur. Ne forcez pas et n'hésitez pas à fléchir les jambes.

Ce que je dois ressentir

- ➢ Un engagement de tous les muscles abdominaux et des muscles des hanches.
- ➢ Un travail global des jambes, des bras et de la ceinture scapulaire.

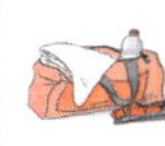

L'enroulement en arrière

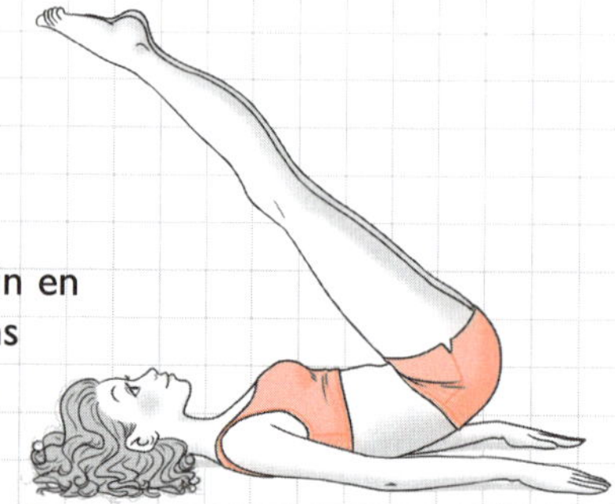

Ce mouvement améliore la souplesse du dos en faisant travailler l'articulation de la colonne vertébrale, en particulier au niveau des vertèbres lombaires.

Position de départ

Allongez-vous sur le dos, jambes jointes et tendues, bassin en position neutre, bras le long du corps, paumes des mains au sol. Contractez les abdominaux et levez les jambes à environ 60° du sol (ou davantage) pour assurer la stabilité du bassin. Les pieds sont pointés.

Ce que je dois faire

1. Inspirez en rentrant légèrement le ventre et levez les jambes tendues jusqu'à ce qu'elles soient perpendiculaires au sol.
2. À l'expiration, enroulez la colonne vertébrale, soulevez le bassin et amenez les jambes par-dessus la tête en les gardant tendues.
3. Inspirez et descendez les pieds en direction du sol jusqu'à ce que les orteils touchent le tapis (si vous le pouvez), puis écartez les jambes de la largeur des épaules.
4. À l'expiration suivante, déroulez lentement la colonne vertébrale, une vertèbre après l'autre, en gardant les jambes tendues. Une fois le bassin au sol, joignez les jambes et abaissez-les en contrôlant le mouvement pour revenir à la position initiale.
5. Recommencez l'exercice en démarrant jambes écartées et en les joignant lorsqu'elles sont derrière la tête, puis en les séparant au retour lorsque le bassin touche le sol.

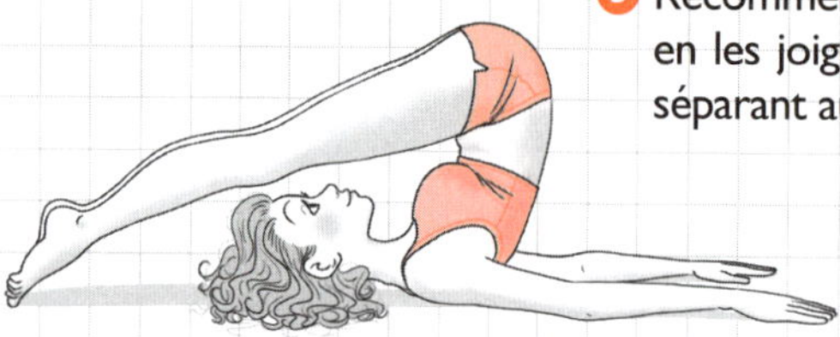

Combien de fois ?

Faites 6 répétitions (3 en démarrant les jambes jointes et 3 en démarrant les jambes écartées).

Ce que je dois vérifier

- ✔ Vos abdominaux sont bien contractés pendant tout l'exercice afin de ne pas cambrer le bas de votre dos et favoriser une rétroversion de votre bassin lors de l'enroulement de la colonne vertébrale.
- ✔ Le mouvement doit être fluide ; essayez de sentir vos vertèbres s'articuler une par une lors de l'enroulement et du déroulement de la colonne.
- ✔ Lorsque vous abaissez les jambes au sol, ne les laissez pas tomber mais servez-vous plutôt de la force de vos abdominaux.
- ✔ Gardez les jambes bien tendues et les pieds pointés pendant tout l'exercice, avec l'intention de les allonger au maximum.

Ce que je dois ressentir

- ➢ Un engagement de tous les muscles abdominaux et dorsaux.
- ➢ Un travail global des muscles des hanches, des fesses et des jambes.

Le développement latéral

Ces mouvements renforcent les muscles abdominaux obliques et tous les muscles de la ceinture scapulaire (épaules, haut du dos et bras).

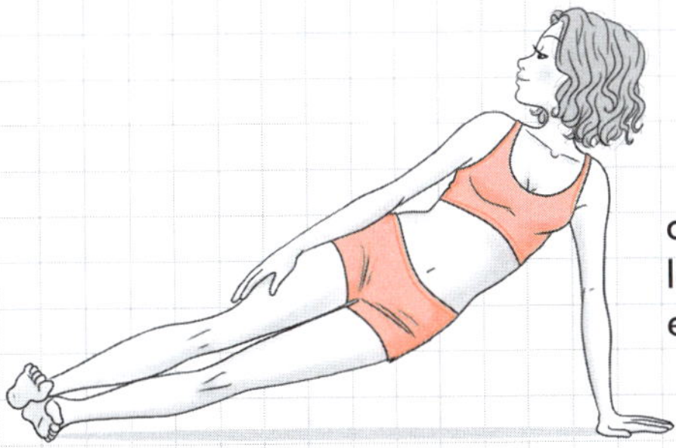

Position de départ

Asseyez-vous sur la fesse gauche, jambes fléchies et jointes sur le côté droit, fléchissez légèrement le buste vers la gauche et posez la main gauche au sol de façon que le poignet soit aligné avec l'épaule gauche. Tendez les jambes, pressez fortement le sol avec la main gauche et soulevez le bassin pour vous retrouver en position de planche latérale. La main droite est posée sur la cuisse droite.

Ce que je dois faire

1. Inspirez en contractant légèrement le périnée et le ventre, puis tournez la tête vers la droite. Abaissez ensuite le bassin vers le sol en gardant le bras tendu ; votre corps forme un arc.
2. À l'expiration, contractez fortement les abdominaux, puis relevez le bassin afin de revenir en position de planche. Pivotez la tête de face et ramenez le bras droit tendu au-dessus du crâne (contre l'oreille), paume de la main dirigée vers l'avant.
3. Recommencez sans faire de pause.

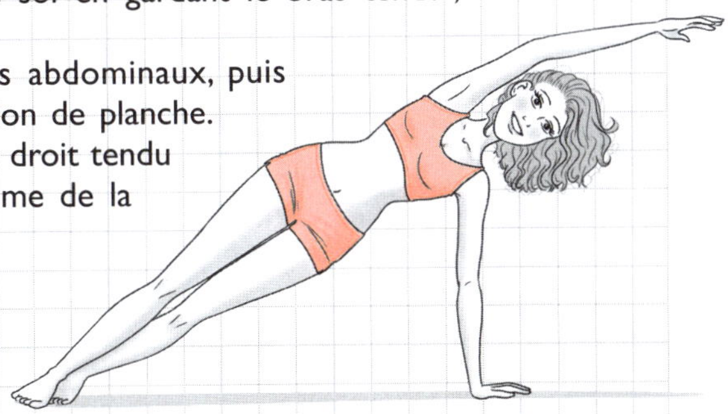

Combien de fois ?

Faites 10 répétitions (5 de chaque côté).

Ce que je dois vérifier

- ✔ Lorsque vous laissez tomber le bassin vers le sol, restez gainée. Les hanches sont alignées et le corps ne penche ni vers l'avant ni vers l'arrière. Contractez bien abdominaux et fessiers.
- ✔ Gardez le bras au sol tendu pendant tout l'exercice afin de ne pas monter et descendre l'épaule lorsque vous laissez tomber le bassin vers le sol. Si vous sentez que votre épaule bouge trop, faites l'exercice en posant le genou du dessous au sol.
- ✔ Quand vous tendez le bras au-dessus de la tête, étirez-le au maximum en gardant le corps stable.
- ✔ Pour plus de stabilité, posez un pied devant l'autre.

Ce que je dois ressentir

- ➢ Un profond gainage de tous les muscles abdominaux et dorsaux.
- ➢ Un travail global de la ceinture scapulaire et des muscles fessiers et jambiers.

L'extension des 2 jambes tendues

La difficulté dans l'extension est de garder le centre du corps stable alors que les jambes bougent et sont tendues. Attention à ne pas creuser le dos lors de l'exercice !

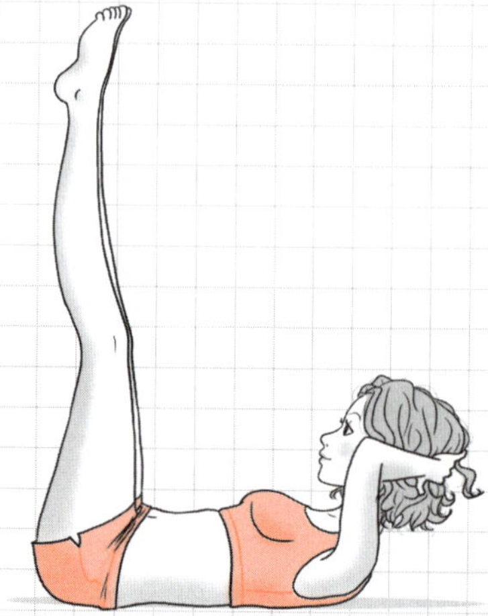

Position de départ

Allongez-vous sur le dos, jambes tendues et pieds pointés, rentrez légèrement le menton et soulevez la tête et les épaules jusqu'à ce que les omoplates décollent du sol. Posez les mains derrière la tête (sans croiser les doigts pour éviter de tirer sur la nuque) et gardez les coudes bien écartés. Levez les jambes jointes à 90° afin qu'elles soient perpendiculaires au sol.

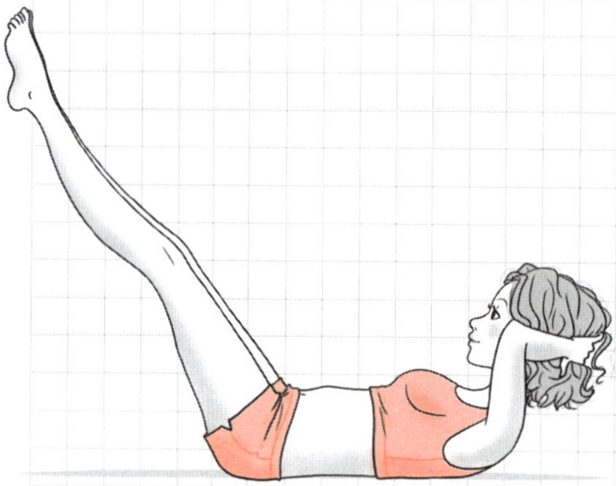

Ce que je dois faire

1. Inspirez en rentrant légèrement le ventre, puis expirez pour verrouiller votre *powerhouse*.
2. À l'inspiration, abaissez lentement les jambes en les gardant jointes et tendues jusqu'à ce qu'elles forment un angle à environ 45° avec le sol (mais pas plus bas afin de protéger le dos).
3. À l'expiration, relevez les jambes tendues jusqu'à la position initiale, en contractant bien les abdominaux.
4. Recommencez sans faire de pause.

Combien de fois ? Faites 10 répétitions.

Ce que je dois vérifier

- ✔ Votre *powerhouse* est bien verrouillé et stable pendant tout l'exercice.
- ✔ Votre tête et votre buste sont immobiles pendant tout l'exercice. Si vous ressentez des tensions, veillez à ne pas appuyer sur votre nuque avec vos doigts et gardez les coudes ouverts.
- ✔ Le bas du dos est bien plaqué au sol. Si ce n'est pas le cas, essayez de faire l'exercice en plaçant vos mains sous vos fesses (paumes contre le sol) pour gagner en stabilité.
- ✔ Autre option : fléchissez les jambes lorsque vous les remontez, puis maintenez-les tendues lorsque vous les abaissez.

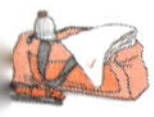

Ce que je dois ressentir

- ➢ Un engagement profond de la ceinture abdominale.
- ➢ Une sollicitation des muscles des hanches, des jambes et des bras.

La planche inversée avec élévation d'une jambe

Cet exercice oblige à avoir un corps bien aligné et un centre abdominal parfaitement gainé.

Position de départ

Asseyez-vous sur les ischions, dos droit, jambes jointes et tendues devant vous, pieds pointés. Les bras sont tendus un peu en arrière du corps, les épaules et les omoplates sont abaissées, les paumes des mains sont au sol, doigts en direction des fesses.

Inspirez, puis soulevez le bassin sur l'expiration afin que les chevilles, les genoux, les hanches et les épaules soient alignés. La tête se trouve, au choix, dans le prolongement de la colonne vertébrale (regard vers le ciel) ou légèrement vers l'avant (regard vers l'avant).

Ce que je dois faire

1. Inspirez en contractant légèrement le périnée et le ventre, poussez le pubis vers le ciel et levez la jambe gauche vers le ciel jusqu'à ce qu'elle soit perpendiculaire à la jambe droite.
2. À l'expiration, contractez fortement les abdominaux en reposant la jambe gauche au sol.
3. Recommencez avec la jambe droite.

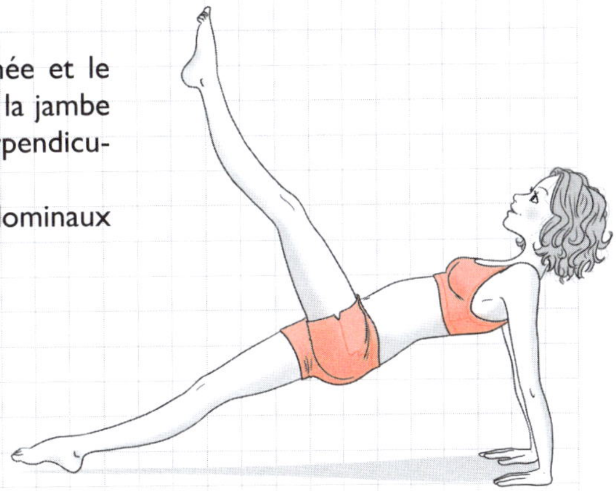

Combien de fois ?

Faites 10 répétitions (pour chaque jambe).

Ce que je dois vérifier

- ✔ Le corps est bien stable pendant tout l'exercice et les hanches restent alignées. Si ce n'est pas le cas, levez la jambe moins haut en privilégiant la stabilité du bassin.
- ✔ Les jambes sont tendues pendant tout l'exercice. Vous pouvez effectuer une très légère rotation des chevilles vers l'extérieur avant de commencer l'exercice pour vous aider à les garder bien tendues et favoriser un bon appui sur les talons.
- ✔ Pensez à bien contracter les fessiers et à garder les bras tendus et les épaules abaissées. Pour cela, pressez fortement sur les mains et rapprochez légèrement les omoplates l'une de l'autre.

Ce que je dois ressentir

- ➢ Un engagement de tous les muscles abdominaux, dorsaux et fessiers.
- ➢ Un travail complet des muscles des jambes et des bras.

Si c'est trop difficile, faites l'exercice sans lever la jambe lors de vos premières séances. Soulevez le bassin en position de planche, reposez-le ensuite au sol pour vous asseoir, en contrôlant la descente, et recommencez une dizaine de fois.

La planche avec élévation d'une jambe

Cet enchaînement nécessite une bonne contraction des abdominaux pour garder un dos droit et lever la jambe sans perdre l'équilibre.

Position de départ

Mettez-vous à quatre pattes, mains et genoux dans l'axe des épaules et des hanches, reculez une jambe, puis l'autre, en prenant appui sur les orteils retournés. La tête se trouve dans le prolongement de la colonne vertébrale, regard dirigé vers le sol. Le bassin et le dos sont en position neutre. Inspirez et rentrez légèrement le ventre. Vérifiez que vos oreilles, vos épaules, vos hanches, vos genoux et vos chevilles forment une ligne droite. Expirez et contractez fortement les abdos et les fessiers.

Ce que je dois faire

1. Sur l'inspiration, levez la jambe gauche tendue vers le ciel à la hauteur de la tête, en pointant le pied.
2. Sur l'expiration, abaissez la jambe en contrôlant le mouvement et reposez les orteils sur le sol.
3. Recommencez avec la jambe droite.
4. Continuez sans faire de pause.

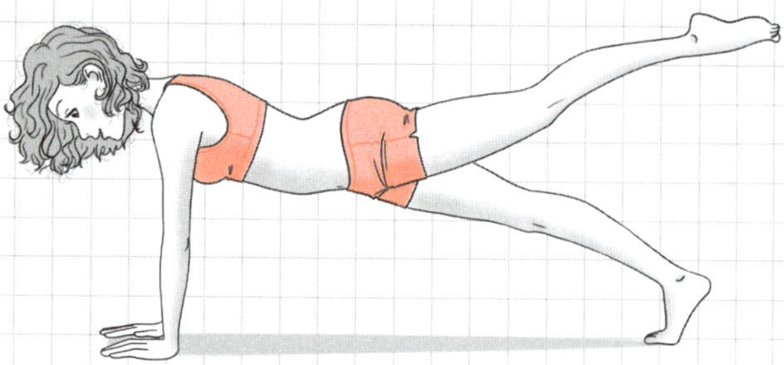

Combien de fois ?

10 répétitions (5 pour chaque jambe).

Ce que je dois vérifier

✔ Le haut du dos est plat et vous devez garder un espace entre les omoplates (qui ont tendance à se rapprocher sous l'effet de la gravité).

✔ Le bas du dos et le bassin sont bien stables grâce à la forte contraction des abdominaux et des fessiers. Attention à ne pas cambrer le bas du dos.

✔ Lorsque vous levez la jambe, les hanches doivent rester face au sol. Pour cela, contractez bien les muscles abdominaux obliques.

Ce que je dois ressentir

➢ Un engagement de tous les muscles abdominaux et de la ceinture scapulaire.

➢ Un travail global des muscles du dos, des fesses, des jambes et des bras.

Pour revenir à la position initiale, posez les genoux au sol et asseyez-vous sur les talons en gardant les mains au sol afin de vous retrouver dans la posture de l'enfant. Faites glisser vos mains vers vous et déroulez lentement le dos, une vertèbre après l'autre, afin de vous redresser.

Les pompes façon Pilates

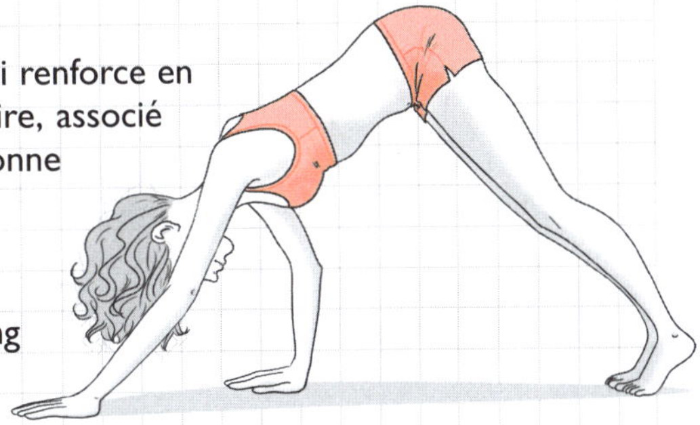

Voici un travail complet de gainage dynamique qui renforce en profondeur les ceintures abdominale et scapulaire, associé à un déroulement fluide et coordonné de la colonne vertébrale, en flexion vers l'avant.

Position de départ

Tenez-vous debout, tête et dos droits, bras le long du corps, épaules abaissées, jambes jointes et tendues.

Ce que je dois faire

1. Inspirez et levez les bras tendus au-dessus de la tête dans le prolongement des épaules.
2. À l'expiration, baissez le menton, puis enroulez lentement le dos vers l'avant en maîtrisant le mouvement. Lorsque les paumes des mains touchent le sol, déplacez les mains vers l'avant, l'une après l'autre, afin de vous retrouver en position de planche.
3. À l'inspiration, fléchissez les bras pour rapprocher la poitrine du sol, en essayant de garder les coudes près du corps.
4. À l'expiration, repoussez le sol avec les bras pour revenir en position de planche, en essayant de garder les coudes près du corps.
5. Recommencez 2 pompes.
6. Inspirez et levez les fesses vers le haut, puis reculez les mains au sol, l'une après l'autre, afin de revenir à la position initiale.
7. Expirez et redressez le buste en déroulant lentement la colonne, une vertèbre après l'autre.

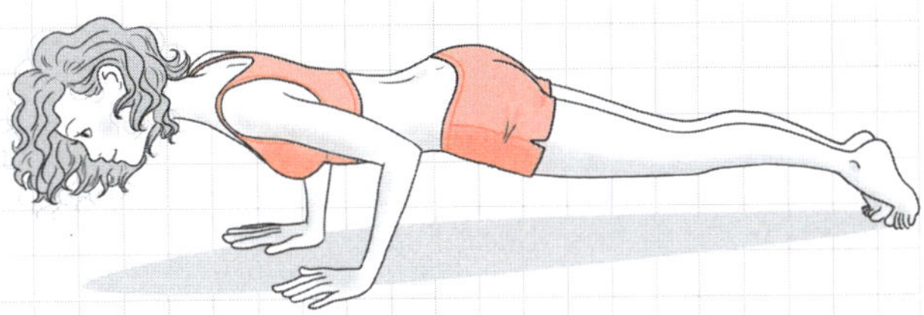

Combien de fois ?

Faites 5 répétitions.

Ce que je dois vérifier

- ✔ Gardez les bras tendus lorsque vous déplacez vos mains pour éviter que le haut de votre buste ne s'abaisse en direction du sol.
- ✔ Vos jambes doivent être tendues lorsque vous avancez et reculez avec les mains. Si vous manquez de souplesse, vous pouvez fléchir un peu les genoux au début. Dès que le poids du corps se reporte sur les mains, tendez-les pour continuer l'exercice.
- ✔ Votre *powerhouse* doit être stable pendant les pompes : attention à ne pas monter les fesses ni creuser le bas du dos.

Ce que je dois ressentir

- ➢ Un engagement profond de tous les muscles abdominaux et de la ceinture scapulaire.
- ➢ Un étirement de l'arrière des cuisses (si vous faites l'exercice jambes tendues).
- ➢ Une forte sollicitation des muscles des bras.

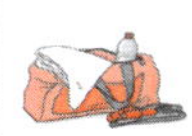

Les ciseaux

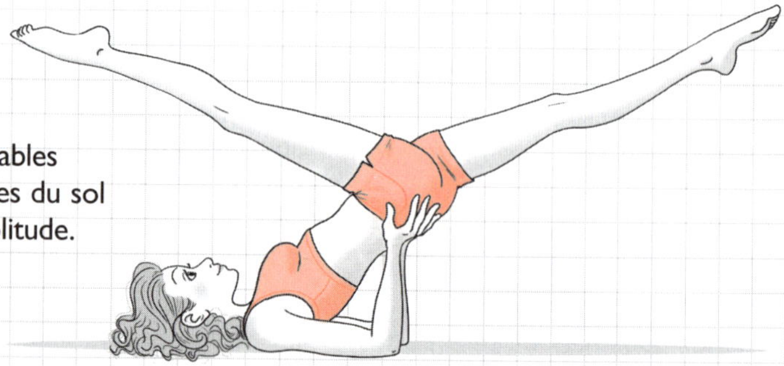

La difficulté dans cet exercice est de garder le bassin et le dos stables tandis que les jambes sont décollées du sol dans un mouvement de grande amplitude.

Position de départ

Allongez-vous sur le dos, jambes jointes et tendues, pieds pointés, bras le long du corps et paumes des mains au sol. Soulevez les jambes en les gardant tendues à environ 60° (ou plus) pour bien stabiliser le bassin. Enroulez le bas du dos pour décoller le bassin et le bas du dos du tapis tout en amenant les jambes tendues au-dessus de la tête. Placez les mains sur le bas du dos ou sur les hanches pour que le poids du bassin repose entièrement sur les mains. Trouvez l'équilibre en contractant bien les abdominaux et les fessiers.

Ce que je dois faire

1. Inspirez en rentrant légèrement le ventre et abaissez la jambe droite jusqu'à ce qu'elle soit alignée avec le buste, tandis que vous rapprochez un peu la jambe gauche de vous.
2. À l'expiration, contractez fortement les abdominaux et faites un ciseau avec les jambes, en les gardant tendues.
3. Continuez sans faire de pause.

Combien de fois ? Faites 10 ciseaux.

Pour revenir à la position initiale, joignez les jambes dans la position de départ, replacez les bras le long du corps, paumes des mains au sol, et déroulez lentement le dos une vertèbre après l'autre, en contrôlant le mouvement.

Ce que je dois vérifier

- ✔ Lorsque vous soulevez le bassin, servez-vous de la force de vos abdominaux.
- ✔ Votre nuque est étirée et le poids du corps se trouve sur les épaules et les avant-bras.
- ✔ Rapprochez les omoplates l'une de l'autre.
- ✔ Votre tronc doit rester stable pendant tout l'exercice ; le mouvement part des hanches, et seules vos jambes bougent.
- ✔ Gardez les jambes tendues pendant tout l'exercice en essayant de les étirer au maximum vers l'avant et vers l'arrière lorsqu'elles sont écartées.

Ce que je dois ressentir

- ➢ Un engagement intense de tous les muscles abdominaux et dorsaux.
- ➢ Un travail profond au niveau de la ceinture scapulaire et des muscles des hanches, des jambes, des fesses.

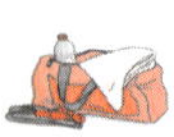

J'utilise des accessoires pour intensifier mes exercices

Maintenant que vous êtes assidue et que vous maîtrisez vos exercices, offrez-vous un ou deux accessoires. En plus d'égayer et de varier vos entraînements, ils seront hyperefficaces pour intensifier le travail et présentent de multiples possibilités d'utilisation. Pour chaque accessoire sélectionné, vous trouverez 2 exercices, choisis en fonction de leur spécificité principale. Et maintenant, à vous de jouer !

Je travaille en instabilité avec le gros ballon (ou swiss ball)

Le gros ballon est intéressant pour travailler en déséquilibre et, ainsi, intensifier le renforcement des muscles stabilisateurs profonds. Il est également très utile pour améliorer l'équilibre et la souplesse.

Comment choisir un swiss ball ?
Il faut le choisir en fonction de votre taille !
Si vous mesurez entre 1,40 et 1,54 m, optez pour un ballon de 45 cm de diamètre.
Si vous mesurez entre 1,55 et 1,69 m, prenez un ballon de 55 cm de diamètre.
Si vous mesurez entre 1,70 et 1,85 m, choisissez un ballon de 65 cm de diamètre.
Enfin, si vous mesurez plus de 1,85 m, achetez un ballon de 75 cm de diamètre.

Le pont en équilibre

Position de départ

Allongez-vous sur le dos, bassin en position neutre, fléchissez les jambes de façon que les genoux soient dans l'axe des hanches et posez les pieds à plat sur le ballon. La nuque est allongée et détendue. Les épaules sont abaissées, les bras reposent le long du corps, les paumes des mains sont posées au sol.

Ce que je dois faire

1. Inspirez en contractant légèrement le périnée et le ventre, et effectuez une légère rétroversion du bassin (le bas du dos s'enfonce un peu dans le sol).
2. À l'expiration, approfondissez la contraction du périnée et des abdominaux, et poussez fortement sur les pieds en soulevant lentement le bassin, puis le milieu du dos jusqu'à ce que les omoplates décollent du sol.
3. Inspirez sans relâcher la contraction, en continuant à pousser fort sur le ballon avec les pieds pour maintenir la stabilité.
4. À l'expiration suivante, redescendez lentement le dos au sol en déroulant la colonne vertébrale, une vertèbre après l'autre.

Combien de fois ? Faites 10 répétitions.

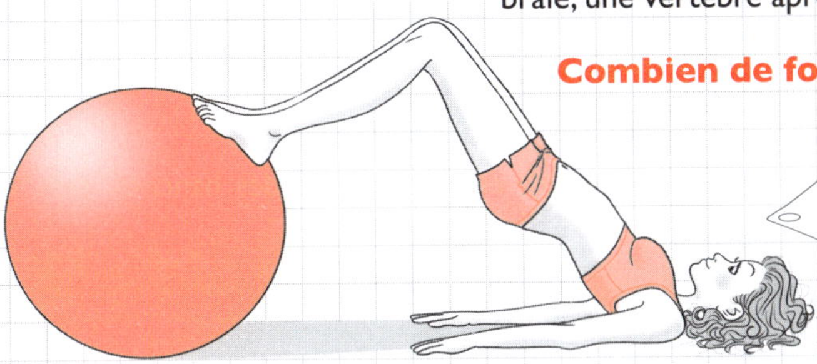

Et si je veux corser l'exercice ?
Faites l'exercice avec les bras levés et perpendiculaires au sol, en restant stable, bien sûr !

L'extension de la colonne vertébrale en équilibre

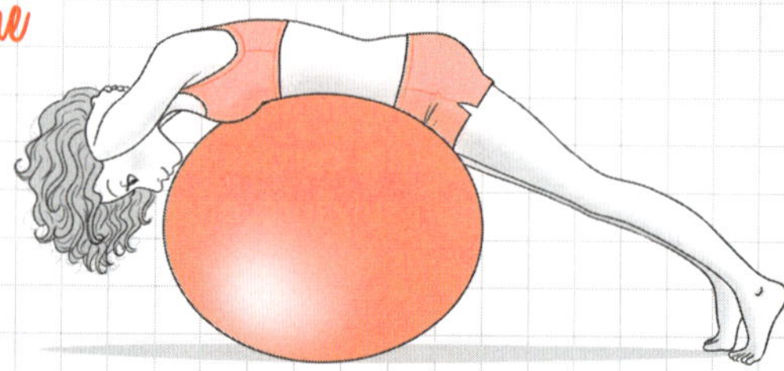

Position de départ

Posez le ventre sur le ballon et tendez les jambes en prenant appui sur les orteils retournés. Baissez la tête jusqu'à ce que le bout du nez (ou le menton) frôle le ballon, puis placez les mains l'une sur l'autre derrière la nuque (ou sur le front).

Ce que je dois faire

1. Inspirez en contractant légèrement le périnée et le ventre.
2. À l'expiration, approfondissez la contraction du périnée et des abdominaux profonds, puis levez la tête et le haut du buste jusqu'à ce que la tête, les épaules, les fesses et les chevilles soient alignées. Attention à garder les épaules abaissées.
3. À l'inspiration, abaissez lentement la tête et le buste sans relâcher le ventre.
4. Recommencez sans faire de pause.

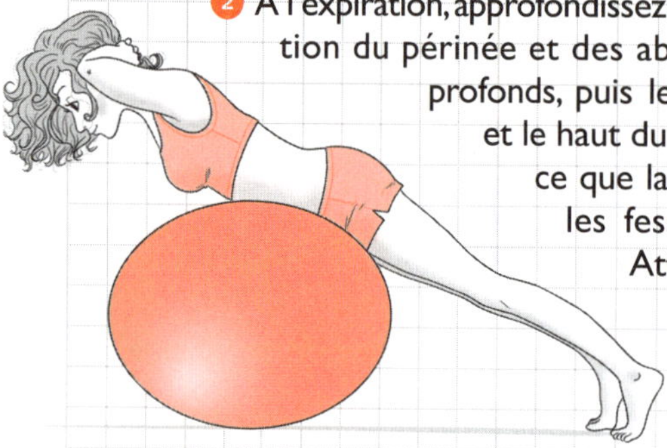

Et si je veux corser l'exercice ?
Lorsque le buste et la tête sont levés, pivotez le buste vers la droite en inspirant. Expirez pour revenir au centre, puis inspirez et pivotez le buste vers la droite. Recommencez... sans que le ballon ne bouge !

Combien de fois ? Faites 10 répétitions.

Je travaille en résistance avec la bande élastique (ou fitband)

La bande élastique permet principalement de travailler en résistance et de corser quasiment tous les exercices. Elle est également très pratique pour s'étirer.

Comment choisir un élastique ?
Il existe 3 ou 4 degrés de résistance, et parfois plusieurs longueurs. Optez pour une bande de résistance faible ou moyenne qui mesure au minimum 1,30 m.

Les cercles de jambes sur le côté

Position de départ

Allongez-vous sur le côté gauche, tête posée sur le bras gauche tendu (ou fléchi) au sol. Passez la bande autour du pied droit et froissez les extrémités de la bande pour les maintenir dans la main droite posée au sol, au niveau de la poitrine. Fléchissez la jambe gauche au sol et tendez la jambe droite à la hauteur de la hanche.

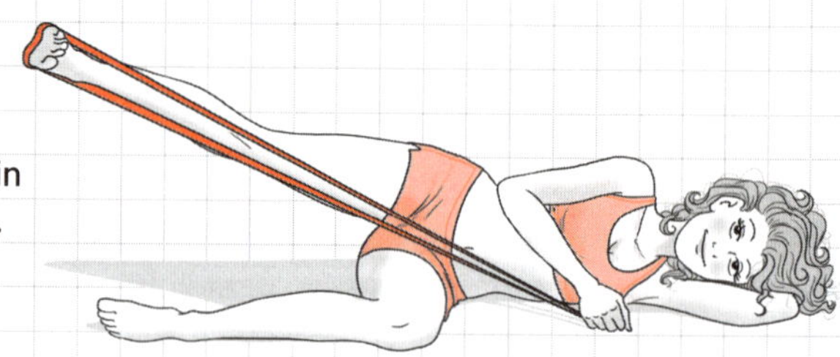

Ce que je dois faire

1. Inspirez en contractant légèrement le périnée et le ventre.
2. À l'expiration, approfondissez la contraction du périnée et des abdominaux profonds, et effectuez 5 petits cercles avec le pied.
3. À l'inspiration suivante, effectuez 5 autres petits cercles.
4. Continuez sans faire de pause, en changeant le sens des cercles.

Combien de fois ? Faites 4 séries de 10 cercles pour chaque jambe.

Et si je veux corser l'exercice ?
Faites des cercles plus grands, et augmentez la résistance de la bande !

L'extension des 2 jambes

Position de départ

Tenez-vous assise, jambes fléchies, passez la bande derrière la plante des pieds et allongez-vous en déroulant la colonne vertébrale. Tirez sur la bande jusqu'à obtenir une légère résistance, puis attrapez-la avec vos mains en la froissant un peu afin qu'elle reste bien en place. Fléchissez les jambes à 90° et ramenez les bras en direction des épaules. Vérifiez que votre bassin se trouve en position neutre et que votre nuque est allongée et détendue. Baissez légèrement le menton et enroulez la tête et le haut du dos jusqu'à ce que les omoplates décollent du sol.

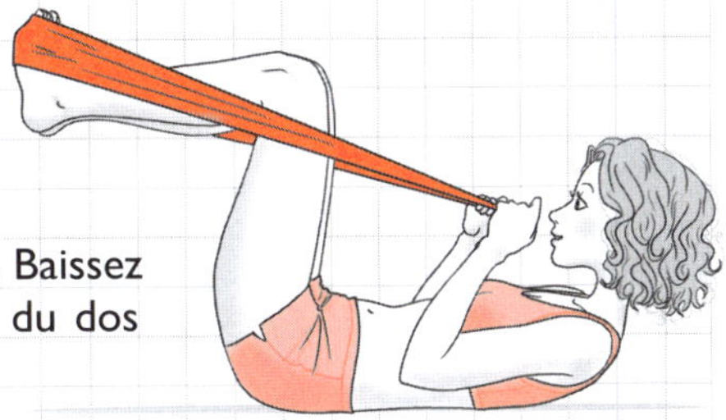

Ce que je dois faire

1. Inspirez en contractant le périnée et les abdominaux, puis tendez les jambes vers le ciel, à environ 45° du sol. Simultanément, tendez les bras dans la même direction que les jambes.
2. À l'expiration, ramenez lentement les jambes fléchies en approfondissant la contraction abdominale. Simultanément, fléchissez les bras pour les ramener en direction des épaules.
3. Recommencez sans faire de pause.

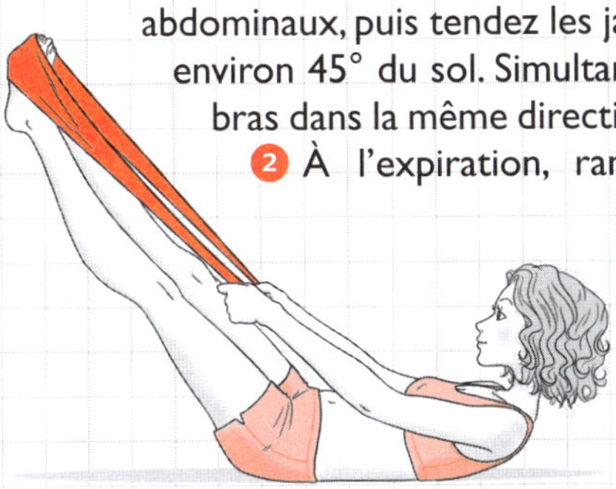

Et si je veux corser l'exercice ?
Quand les jambes sont tendues, expirez en contractant fortement les abdominaux et faites deux petits écarts sur les côtés avec vos jambes. Inspirez pour revenir « jambes fléchies » et expirez pour ramener les bras vers les épaules. Et recommencez !

Combien de fois ? Faites 10 répétitions.

Je travaille avec précision avec le mini-ballon (ou soft ball)

Avec le mini-ballon, vous allez améliorer la précision de vos gestes. Vous pouvez aussi l'utiliser pour travailler en instabilité et en résistance.

Comment choisir un mini-ballon ?
Il existe plusieurs tailles de ballon de 15 à 26 cm de diamètre environ. Optez pour un ballon de 22 cm, qui est une taille standard pour les femmes. Gonflez-le seulement à 80 % de son volume afin qu'il reste un peu mou.

L'enroulement vers l'arrière

Position de départ

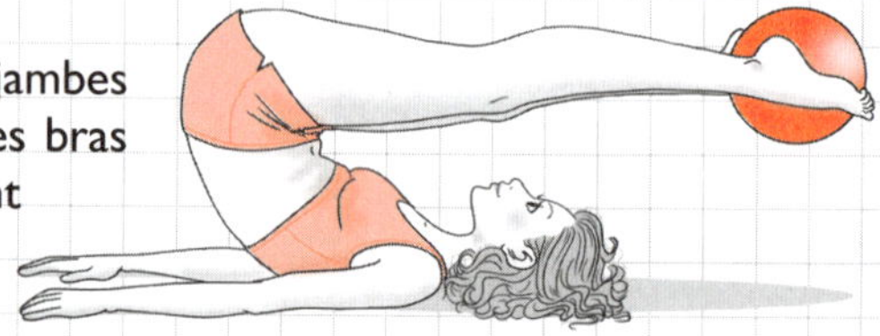

Allongez-vous sur le dos, bassin en position neutre, jambes tendues et ballon coincé entre les pieds pointés. Les bras reposent le long du corps, les paumes des mains sont au sol. Contractez les abdominaux en inspirant, puis levez les jambes perpendiculairement au sol.

Ce que je dois faire

1. À l'expiration, enroulez la colonne vertébrale, soulevez le bassin et amenez les jambes par-dessus la tête en les gardant tendues.
2. Inspirez et abaissez les pieds jusqu'à ce que les jambes soient parallèles au sol.
3. À l'expiration suivante, déroulez lentement la colonne vertébrale, vertèbre après vertèbre, en gardant les jambes tendues pour revenir en positon de départ.
4. Recommencez sans faire de pause et… sans faire tomber le ballon !

Et si je veux corser l'exercice ?
Lorsque les jambes sont tendues derrière la tête, essayez de descendre un peu plus les pieds vers le sol jusqu'à ce que le ballon touche terre… et ne s'échappe pas.

Combien de fois ? Faites 10 répétitions.

Le relevé de buste en équilibre

Position de départ

Allongez-vous sur le dos, bassin en position neutre, jambes tendues et ballon placé entre les pieds pointés. Les bras sont tendus en arrière, au sol, paumes des mains dirigées vers le ciel. Inspirez en contractant légèrement le périnée et les abdos ; à l'expiration, approfondissez la contraction et levez les jambes perpendiculairement au sol.

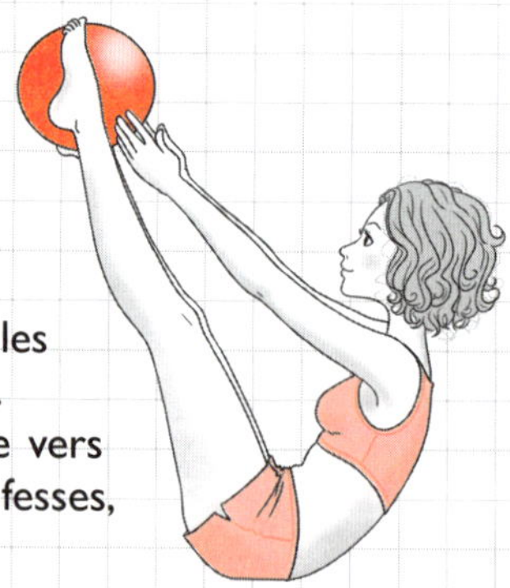

Ce que je dois faire

1. Inspirez, baissez légèrement le menton et enroulez la tête et les épaules vers l'avant jusqu'à ce que les omoplates décollent du sol.
2. À l'expiration, continuez l'enroulement de la colonne vertébrale vers l'avant et le haut jusqu'à ce que le corps soit en équilibre sur les fesses, et les bras parallèles aux jambes.
3. Inspirez en stabilisant l'équilibre et essayez de toucher le ballon avec le bout des doigts.
4. À l'expiration suivante, déroulez lentement le dos, une vertèbre après l'autre, en contrôlant le mouvement jusqu'à revenir en position initiale.
5. Recommencez sans faire de pause.

Et si je veux corser l'exercice ?
Lorsque vos mains touchent le ballon, maintenez la posture le temps de 3 respirations avant de revenir dans la position initiale, sans relâcher ni les abdominaux ni le ballon, bien sûr !

Combien de fois ? Faites 10 répétitions.

Je surveille mon alimentation

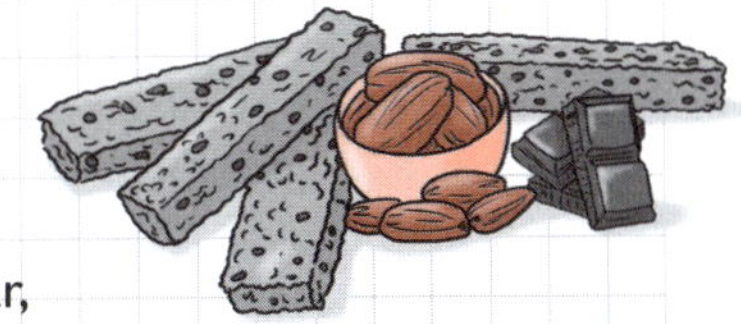

Si bouger peut aider à mincir, cela ne suffit pas toujours… surtout si vous tombez dans le piège qui consiste à penser : « Aujourd'hui, j'ai fait une heure de sport, donc je peux manger un peu plus. » C'est le meilleur moyen de vous démotiver car, en agissant ainsi, vous ne grossirez pas… mais vous ne maigrirez pas non plus ! Pour perdre du poids, vous devez augmenter votre dépense d'énergie sans manger plus, et, idéalement, en mangeant soit un peu moins, soit un peu mieux… Plutôt que de vous lancer dans un régime restrictif en calories, suivez ces quelques conseils et essayez de les appliquer pendant un mois. Résultats garantis !

15 astuces pour manger moins… et mieux

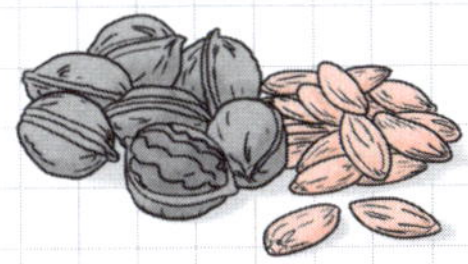

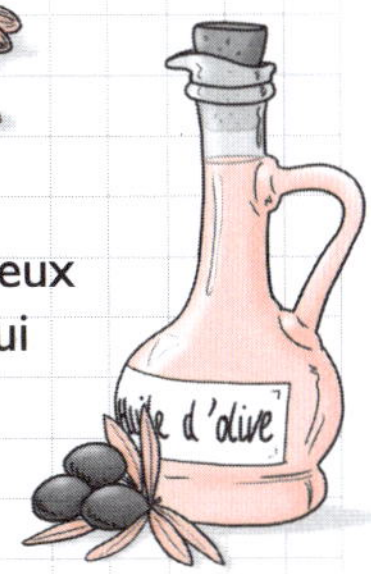

Je sélectionne mes graisses

Optez pour les viandes maigres (poulet, dinde…), les poissons gras (saumon, thon, sardine, maquereau, hareng…), les oléagineux (amandes, noix…) et l'avocat. Côté huiles, préférez celles de colza et d'olive, qui sont riches en bons acides gras (oméga 3). N'en abusez pas pour autant, car elles sont caloriques !

Exit les graisses « saturées », qu'on trouve dans les viandes et les produits laitiers gras, le fromage, la charcuterie, les fritures, les panures, les viennoiseries, les gâteaux industriels, les plats préparés…

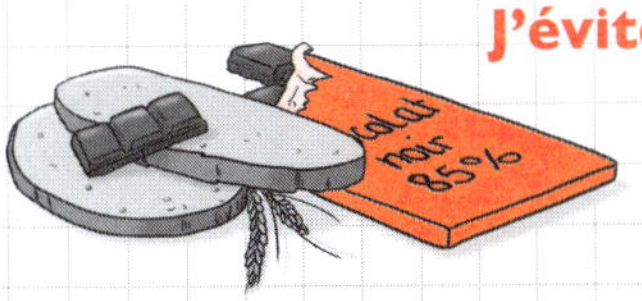

J'évite les sucres rapides

Les sucres dits « rapides » font grossir, en plus de rendre accro : plus on en consomme, plus notre cerveau en réclame. Faites donc l'impasse sur le sucre en morceaux (ou en poudre), sur les friandises, les gâteaux et les boissons sucrées (sodas, jus de fruits industriels…).

Si vous êtes un bec sucré, rabattez-vous sur un ou deux carrés (au maximum par jour) de chocolat noir à 70 % de cacao ; le goût intense de ce chocolat fait qu'on se goinfre rarement d'une tablette entière !

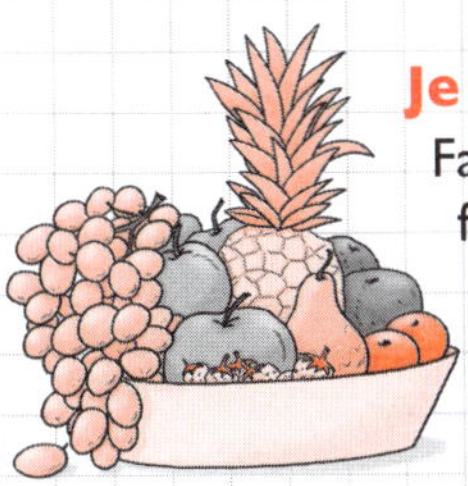

Je fais la part belle aux légumes… et aux fruits

Faites l'effort de les acheter de saison et bio, si possible. Ce n'est pas forcément beaucoup plus cher et ça vaut vraiment le coup pour votre santé et votre beauté. N'oubliez pas que « vous êtes ce que vous mangez » !

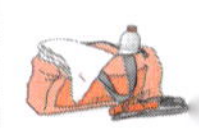

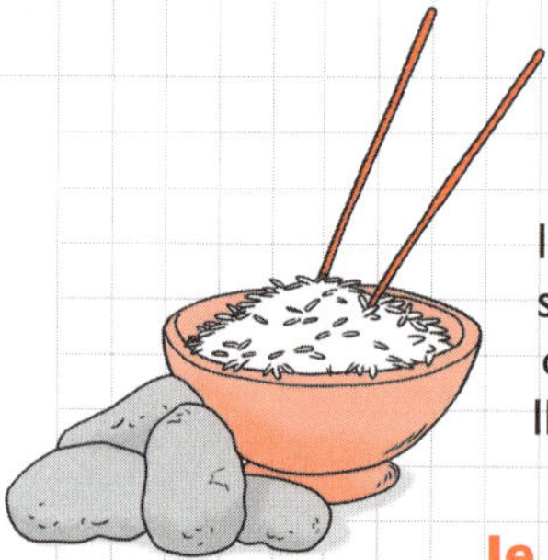

Je me mets aux céréales complètes

Pain, pâtes, riz, céréales… consommez-les complets. Plus rassasiants, les aliments complets permettent de manger de plus petites quantités sans avoir faim. Riches en fibres, ils participent au bon fonctionnement du transit et permettent de lutter contre le cholestérol et le diabète. Ils ont tout bon !

Je mange suffisamment de protéines

Elles contribuent au maintien de la masse musculaire et évitent la prise de poids si on choisit les bonnes. Privilégiez les poissons, les viandes blanches, les crustacés, les œufs et le fromage blanc (à 0 % de matières grasses, bien sûr) ! Et pensez aux protéines végétales : légumineuses, tofu… Pour savoir combien en consommer chaque jour, c'est simple : 0,8 g multiplié par votre poids en kilos, soit 48 g de protéines pour une femme de 60 kg. Ce qui revient, par exemple, à environ 100 g de poisson + 150 g de lentilles + 30 g de pain complet + 30 g d'amandes + 1 yaourt.

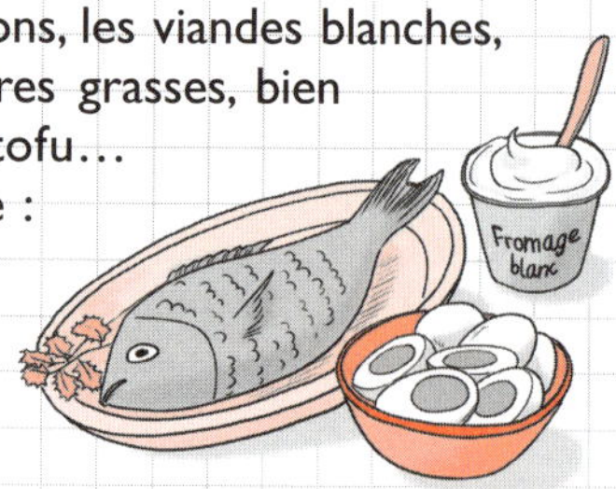

J'opte pour les bons modes de cuisson

Faites cuire vos poissons en papillote, à la vapeur ou au four, avec un filet de jus de citron, plutôt qu'à la poêle avec de l'huile ou du beurre… Le riz, les pâtes et le quinoa doivent être cuits *al dente* ! Savez-vous, par exemple, que des pâtes cuites ainsi ont un indice glycémique de 55 contre 70 pour des pâtes cuites à point ? À retenir : plus l'indice glycémique d'un aliment est élevée, plus on emmagasine de calories.

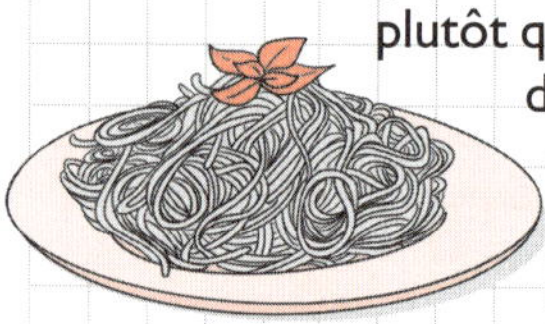

J'use et j'abuse des épices et des aromates pour diminuer le sel

Essayez de diminuer votre consommation de sel et remplacez-le par du gomasio (un mélange de gros sel et de sésame). Pensez aussi à l'ail, à l'échalote et aux différentes variétés d'oignons, sans oublier les épices (coriandre, poivre…) et les graines (lin, sésame, courge, tournesol…). Même si le fait de moins saler ne vous fera pas maigrir, vous pourriez « dégonfler », et même avoir moins de poches sous les yeux…

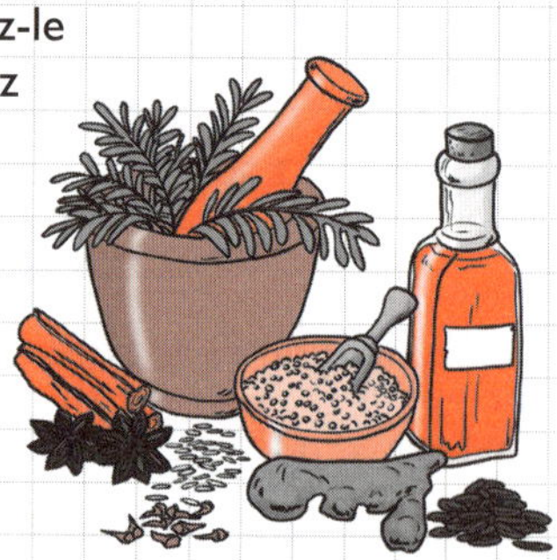

J'ai droit à combien de calories par jour ?

En moyenne, les besoins journaliers d'une femme sont de 2 000 kcal, mais ce chiffre varie en fonction de l'âge, de l'activité physique et d'autres paramètres, comme le poids, la taille et le métabolisme. Globalement, pour mincir, mieux vaut éviter de consommer plus de 1 800 kcal par jour.

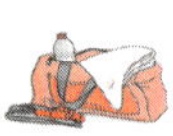

Je ne consomme que du frais

Le meilleur moyen d'éviter les mauvaises graisses, les sucres rapides et l'excès de sel, c'est d'acheter des aliments frais et de les préparer vous-même. Détournez-vous autant que possible des produits prêts à consommer et des plats prêts à réchauffer, ils sont bourrés d'additifs nocifs pour la santé. Vous manquez de temps ? Sacrifiez une soirée ou un après-midi de votre week-end pour préparer vos repas à l'avance et les congeler.

Je me prépare de belles assiettes

Prenez le temps de vous préparer de beaux plats avec des couleurs et, si vous en ressentez le besoin, du volume. Plus votre assiette est colorée (avec des fruits et des légumes variés), plus elle contient de nutriments intéressants. Lâchez-vous sur le poivron, la carotte, la betterave, la tomate, l'avocat, les légumes verts…

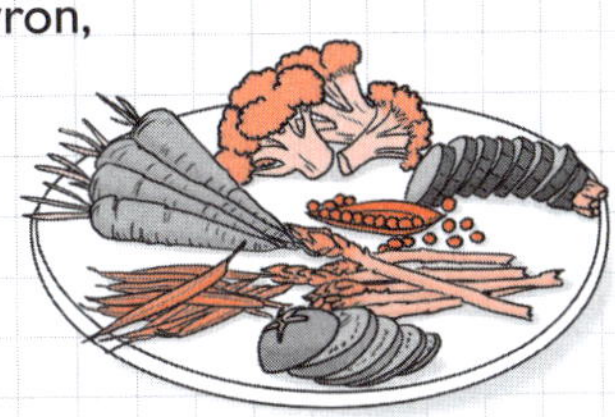

Pour jouer sur les volumes, utilisez de la salade, du chou, des légumes verts…

Quant aux fruits, dégustez-les en salade avec un filet de jus de citron, sans ajouter de sucre (ils en contiennent déjà).

Je prévois du « cru » à chaque repas

Commencez tous vos repas par une portion de crudités : carottes râpées, carpaccio de betterave, salade de fenouil, de céleri ou de chou… Manger cru oblige à mastiquer les aliments, ce qui favorise la satiété tout en déclenchant le processus de digestion. Vous pouvez ensuite manger une plus petite portion de féculents (riz, pâtes, pain), et peut-être même zapper le dessert un repas sur deux !

Je ne saute pas de repas

Sauter le déjeuner en pensant que vous allez éviter d'ingérer des calories est une mauvaise idée ! Le jeûne peut déstabiliser votre organisme, qui va passer en mode « superstockage » dès que vous lui redonnerez à manger. De plus, vous aurez tendance à vous rattraper au dîner en mangeant plus que d'habitude… Tout ce qu'il ne faut pas ! Si vraiment vous n'avez pas faim, découpez une pomme en fines tranches et dégustez-les une à une en prenant votre temps, avec quelques fruits secs et un yaourt.

Je dompte ma satiété

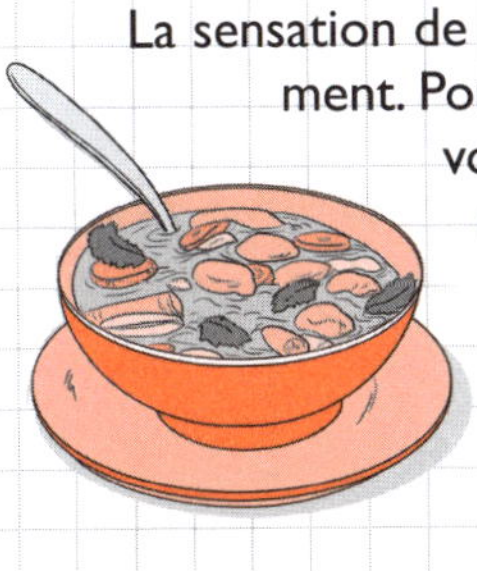

La sensation de satiété apparaît après 20 minutes de mastication. Mangez donc lentement. Pour vous aider, mâchez au moins 20 ou 30 fois chaque bouchée, posez votre fourchette pour boire une (toute) petite gorgée d'eau, optez pour une petite fourchette… Si vous êtes une adepte des soupes, faites-les maison et mettez-y de gros morceaux de légumes… Bref, croquez dans vos aliments autant que possible, pour ne pas craquer 1 ou 2 heures après le repas !

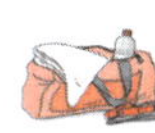

Je fractionne mes repas

Diminuez les rations de vos repas et fractionnez-les. Sans réduire vraiment la quantité totale d'aliments, prévoyez une collation dans la matinée et une autre dans l'après-midi, cela vous permettra de dîner plus léger. Le processus de digestion sollicite l'organisme, donc exige une dépense énergétique. Cela pourrait expliquer que les personnes qui font 4 ou 5 petits repas par jour plutôt que 3 gros ont tendance à être plus minces.

Je mange à heures régulières et dans le calme

Manger à n'importe quelle heure, c'est un peu comme s'endormir à n'importe quelle heure. Notre organisme n'aime pas vraiment cela et peut nous le faire payer cher, en stockant davantage les graisses par exemple. Autre détail d'importance, essayez de ne pas dîner trop tard ; surtout, évitez de manger en regardant la télé ou à la va-vite, au bureau devant votre ordinateur. C'est le meilleur moyen de mal digérer et de ne pas laisser le temps à votre cerveau de réaliser que vous avez mangé et que vous n'avez plus faim.

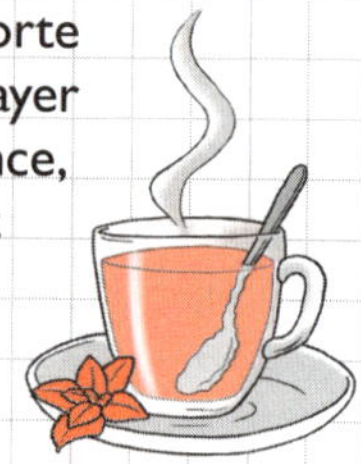

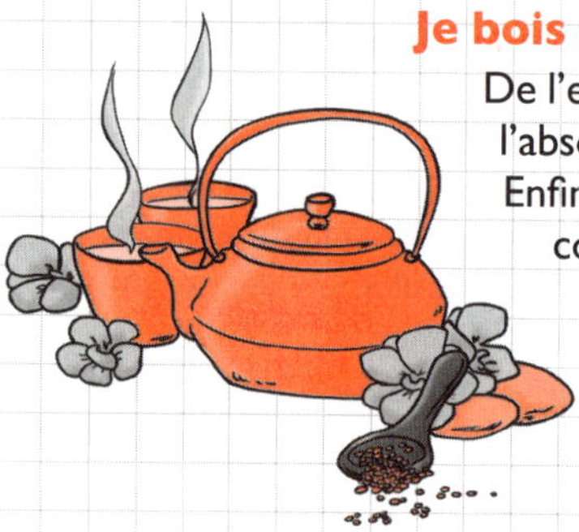

Je bois suffisamment

De l'eau, bien sûr, mais aussi des tisanes ou du thé vert, qui favorise l'absorption des graisses. Buvez au moins 1,5 litre par jour. Enfin, faites attention aux eaux aromatisées du commerce, qui contiennent souvent du sucre et des colorants artificiels dont votre corps n'a pas besoin.

En cas de fringale...
Si vous avez une irrésistible envie de craquer pour un brownie au chocolat ou une part de pizza, c'est le moment de vous servir de votre expérience en Pilates. Faites une série de 20 respirations thoraciques en respirant lentement et profondément et en vous concentrant sur chaque inspiration et expiration... Non seulement l'envie de craquer devrait passer, mais vous aurez, en prime, tonifié vos abdos profonds !

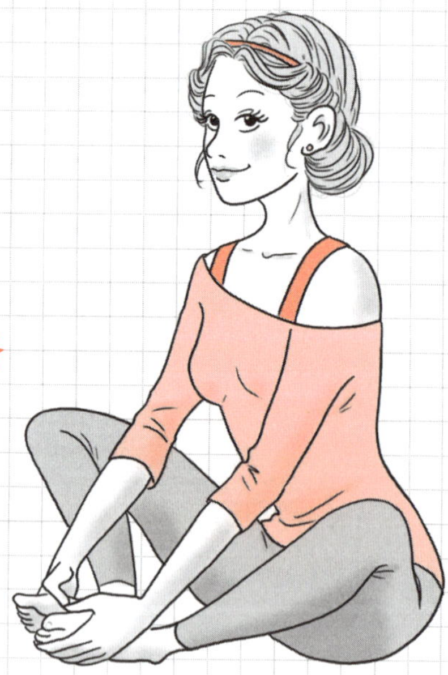

Conclusion : le Pilates, et après ?

Et si j'essayais un cours sur machines ?

Souvenez-vous que l'ingénieux Joseph Pilates avait déjà inventé des systèmes de poulies en bricolant des lits pendant qu'il était prisonnier de guerre afin que les blessés alités puissent s'entraîner. Des années plus tard, il créa ses premières machines, dont il équipa son studio de Pilates new-yorkais. Voici un petit descriptif de quelques-unes d'entre elles, des plus répandues aux plus insolites…

L'avantage des machines Pilates

L'avis de l'expert, Nathalie Brou, professeur de Pilates sur machines

Les machines sont aussi utiles aux personnes qui débutent le Pilates qu'à celles qui ont un niveau avancé ! Elles sont toutes réglables, ce qui permet de les ajuster en fonction du niveau de chacun et du travail recherché. Elles procurent donc l'avantage, pour les débutants, de faciliter l'apprentissage des mouvements en douceur. Pour les pratiquants avancés, les machines permettent d'exécuter des mouvements qu'il serait impossible de réaliser au sol, donc d'aller plus loin dans le renforcement, la stabilisation et la souplesse corporelle. Autre avantage : vous êtes seule sur la machine et le professeur peut donc optimiser votre pratique en fonction de votre progression.

Le Reformer

C'est la machine de base : une banquette à support en bois sur lequel coulisse un chariot retenu par des ressorts et équipé de courroies et de poignées. Plus de 130 exercices différents peuvent y être pratiqués.

Cet appareil permet de faire travailler intensivement les bras, les jambes, le dos, les abdominaux. Il permet aussi d'enrouler et de dérouler la colonne vertébrale pour assouplir et renforcer les muscles du dos tout en restant parfaitement aligné. Sans heurts, en ménageant les articulations, il permet un travail corporel de plus en plus profond, et l'atteinte de niveaux de performance surprenants.

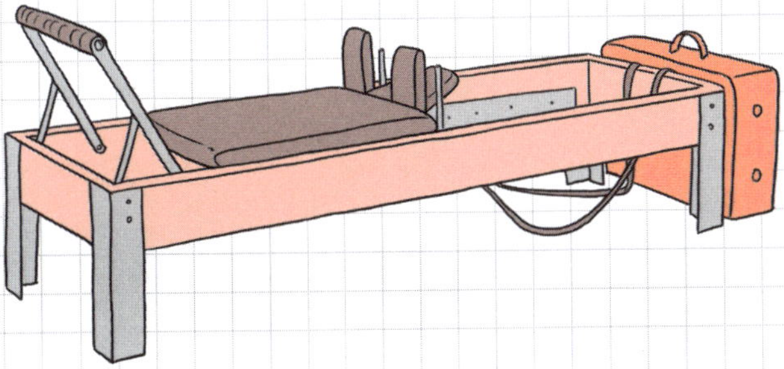

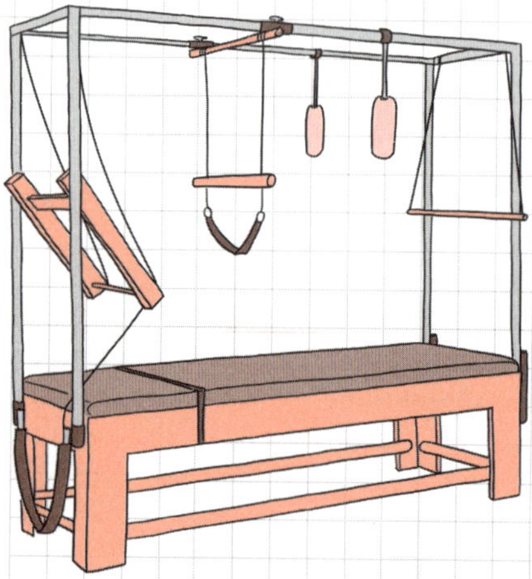

La Cadillac

C'est la plus spectaculaire ! Imposante, cette machine ressemble à un lit à baldaquin sans les tentures : une banquette en cuir sur support en bois avec des barres à chaque coin reliées entre elles par des barres horizontales sur lesquelles sont fixés des ressorts, des trapèzes et des anneaux de suspension pour y glisser les poignets ou les chevilles…
La Cadillac fait travailler toutes les parties du corps, mais comprend davantage d'exercices d'étirement. Elle permet aussi de faire des exercices acrobatiques et du travail en suspension.

Le Spine Corrector

C'est un petit appareil fixe en bois, orné d'une banquette en cuir, qui comporte une partie arrondie et une partie plus plate, le tout en un seul bloc.
Il permet de travailler les abdominaux en protégeant les lombaires, les fessiers, le bas du dos et l'arrière des cuisses de façon extrêmement efficace. Il étire, aligne et renforce la colonne vertébrale, détend la rigidité des épaules et des hanches, et soulage les douleurs dorsales.

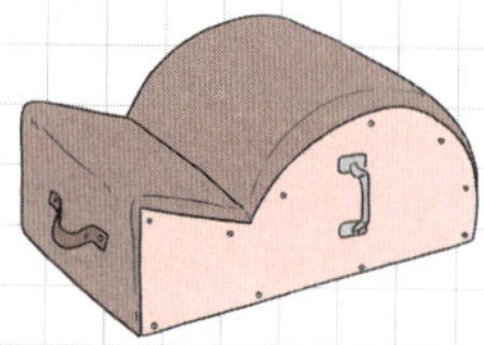

Le Ladder Barrel

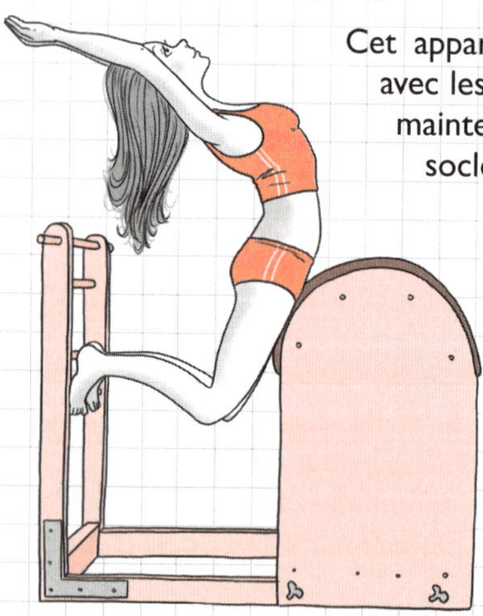

Cet appareil fixe est composé d'une mini-échelle (qu'on agrippe avec les mains ou dans lesquelles on « coince les pieds » pour les maintenir) reliée à un socle arrondi orné d'une banquette en cuir, socle sur lequel on prend appui.
Il permet de faire une multitude d'exercices d'étirement, de renforcement et d'assouplissement. Il aide à isoler les muscles posturaux profonds et à réaliser, en toute sécurité, des mouvements impossibles à exécuter autrement.

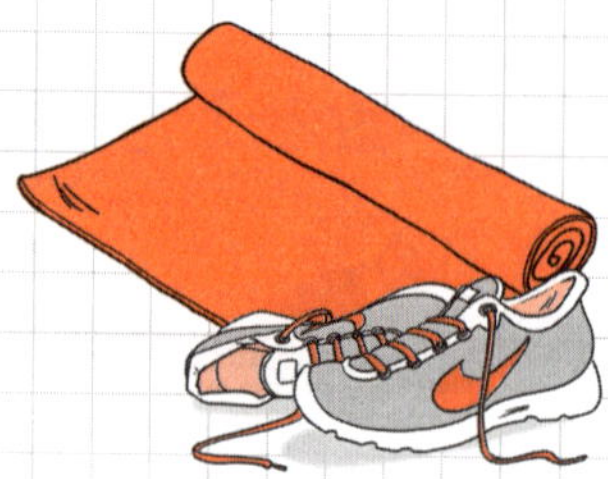

Les autres gyms inspirées du Pilates

Pour aller plus loin dans votre pratique, voici deux activités inspirées du Pilates : l'une est dynamique, l'autre plus calme. À vous de choisir et d'essayer un cours.

Le Piloxing

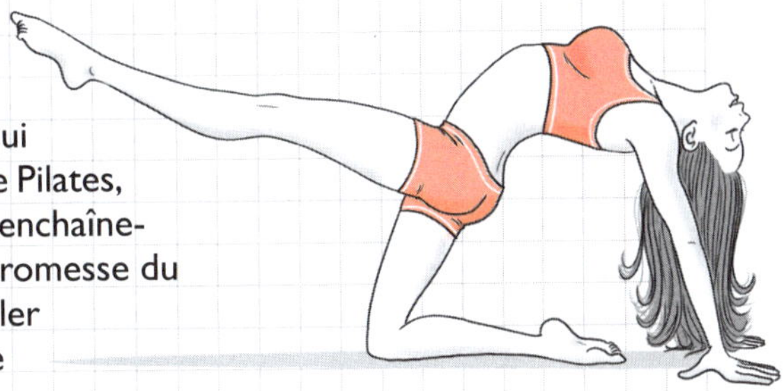

C'est quoi ? Un cours de fitness inventé par une danseuse suédoise devenue professeur de Pilates. Passionnée de sport, elle se lance en parallèle dans la boxe et crée le Piloxing, qui associe des mouvements de boxe, de danse et de Pilates, le tout sur une musique entraînante, avec des enchaînements chorégraphiés, pour le côté ludique. La promesse du Piloxing ? Brûler un maximum de calories, muscler l'ensemble du corps de façon harmonieuse, faire travailler le cœur et accroître l'endurance.

C'est pour qui ? Pour toutes celles qui veulent se défouler ! Le cours se déroule sur des musiques rapides et dynamiques, et les mouvements s'enchaînent non-stop : coups de poing avec les bras, petits sauts et croisements de jambes, gainage permanent des abdominaux, exercices de Pilates au sol et debout… Après 10 minutes, le corps est en sueur et les muscles chauffent sévèrement. L'ambiance est survoltée, à l'américaine, et le prof n'hésite pas à encourager les élèves à se donner à fond. Dépense de calories garantie !

Le Yogalates

C'est quoi ? Le Yogalates a été créé il y a une dizaine d'années par une professeur de yoga australienne qui, à la suite d'un accident, se mit au Pilates lors de sa rééducation. Pendant plusieurs années, le Pilates devint son unique activité physique, qu'elle pratiqua et enseigna au sol et sur machines. Mais le yoga lui manquait, et elle redevint professeur de yoga. Elle eut alors l'idée d'intégrer des mouvements de Pilates à ses cours, avec un travail sur la stabilité du centre du corps et l'utilisation de bandes élastiques pour le renforcement musculaire.

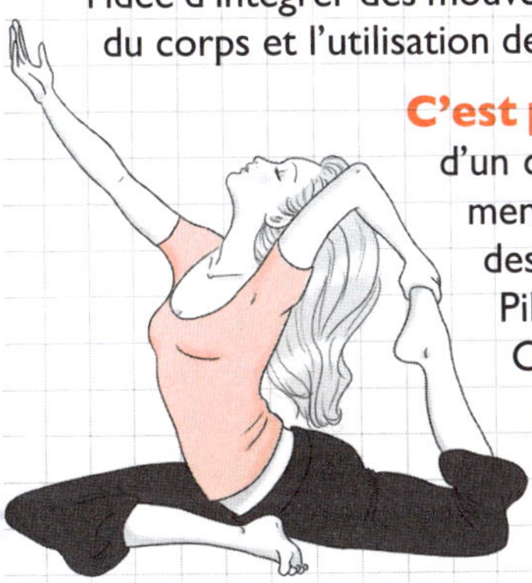

C'est pour qui ? Pour toutes celles qui aiment profiter de l'ambiance zen d'un cours de yoga tout en se musclant ! Le cours combine des mouvements doux au sol qui mobilisent la ceinture abdominale et le périnée, des exercices de respiration, des postures de yoga et des exercices de Pilates avec accessoires, et il se termine par une relaxation.

Ces deux activités ayant des bases communes, comme la synchronisation de la respiration avec les mouvements, la concentration, la fluidité, l'alignement du corps, elles offrent une harmonisation du mental et du corps très agréable, permettant de se tonifier tout en se relaxant.

Bilan : qu'est-ce que le Pilates m'a apporté ?

Maintenant que vous connaissez la philosophie et les exercices fondamentaux de la méthode Pilates, votre corps, votre posture et votre mental ont dû évoluer…

Si vous vous êtes suffisamment entraînée, vous pouvez constater que :
- votre respiration est plus ample et plus profonde ;
- votre ventre est plus plat ;
- votre silhouette est plus ferme et plus fine ;
- vous vous tenez plus droite ;
- vous n'avez plus mal au dos (ou beaucoup moins) ;
- votre démarche est plus gracieuse ;
- vous êtes plus souple ;
- vous avez plus de force, physiquement et mentalement ;
- vous avez davantage confiance en vous ;
- vous savez vous relaxer facilement…

C'est le cas ? Vous pouvez être fière de vous ! Grâce à vos efforts et à votre patience, vous avez intégré les principes de la méthode, et pouvez profiter de ses bienfaits aussi bien lors de vos entraînements que dans la vie de tous les jours. Continuez à pratiquer et à progresser, votre corps vous le rendra !
Si ce n'est pas le cas, peut-être êtes-vous passée à côté de certaines consignes essentielles ou êtes-vous allée trop vite… Dans ce cas, n'hésitez pas à relire les premières pages de ce cahier et à recommencer les exercices de base en prenant tout votre temps. Autre option, vous offrir une séance avec un coach, qui pourra certainement vous aider à progresser plus vite.

Mon bilan minceur

Ma taille : ....

Mon poids actuel (notez la date) : ....

Mon tour de taille : ....

Mon tour de hanches : ....

Mon tour de cuisse : ....

Mon tour de bras : ....

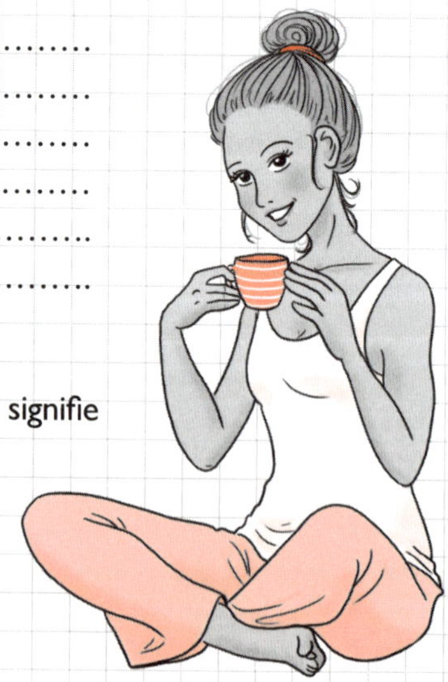

Ai-je atteint mon poids idéal ?

Vous avez perdu des centimètres et des kilos ? Félicitations ! Cela signifie que vous avez pris le temps de bouger régulièrement votre corps et de surveiller votre assiette. Essayez de garder ces bonnes habitudes, qui vous permettent de vous sentir bien dans votre peau. Le plus dur est derrière vous et, maintenant que les résultats sont visibles, vous devez vous accrocher. C'est le meilleur moyen de rester motivée… et devenir de plus en plus belle !

Carnet d'adresses

Fédération des professionnels de la méthode Pilates : www.fpmp.fr
Association française Romana's Pilates : www.associationfrancaiseromanapilates.fr
Studio Pilates de Paris : www.studiopilatesdeparis.com
Stott Pilates : www.stottpilates.com

Bibliographie

La Promesse de la méthode Pilates, Alycea Ungaro, éditions Le Courrier du livre, 2005.
La Gymnastique Pilates, Laurence Dechel, éditions Artémis, 2009.
Go Pilates, Anya Hayes, éditions Guy Trédaniel, 2012.
The Pilates Way to Birth, Carolyne Anthony, éditions The Center for Women's Fitness, 2008.
Pilates' Return to Life Through Contrology, Joseph H. Pilates & William Miller, éditions Paperback, 1998.
Ma bible brûle-graisse, Carole Garnier & Anne Dufour, éditions Leduc.s, 2015.

Remerciements

Merci à Juliette Collonge pour sa confiance.
Aux équipes des magazines *Top Santé* et *Vital*, et en particulier à la directrice de la rédaction, Sophie Delaugère, et aux rédacteurs en chef, Stéphane Dellazzerri et Christelle Mosca, qui m'ont encouragée et soutenue tout au long de cette aventure rédactionnelle.
À Nathalie Brou, professeur de Pilates, pour sa disponibilité, son dynamisme et son expertise.
À Marion Kerloc'h, coach et professeur de Pilates, pour ses précieux conseils.
À Carole Garnier, journaliste experte en nutrition, pour son aide et sa gentillesse.
Et… merci aussi à tous mes proches, qui ont été adorables et compréhensifs tout au long de cette expérience.

Direction
Jean-Louis-Hocq
Direction éditoriale
Suyapa Hammje
Direction de collection
Juliette Collonge
Édition
Gwladys Greusard
Couverture
Stéphanie Brepson
Mise en pages
Nord Compo
Fabrication
Céline Premel-Cabic

ISBN : 978-2-263-07004-4
Code éditeur : S07004/04
Dépôt légal : septembre 2015
Imprimé en France par Laballery - 602449

Solar | un département place des éditeurs